面向人民健康
提升健康素养

面向人民健康
提升健康素养

相约健康百科丛书

主动健康系列

社区的健康密码

主 编 陈博文

人民卫生出版社

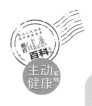

本书编委会

主　　编　　陈博文

副 主 编　　王　芳　卢　永　杜兆辉

编　　者　　（按姓氏笔画排序）

王　伟　四川省成都市青羊区新华少城社区卫生服务中心

王　芳　北京市东城区社区卫生服务管理中心

王海棠　上海市浦东新区上钢社区卫生服务中心

卢　永　中国健康教育中心

朱　兰　上海市徐汇区斜土街道社区卫生服务中心

任学锋　中国健康教育中心

杜兆辉　上海市浦东新区上钢社区卫生服务中心

张亚兰　北京市朝阳区团结湖社区卫生服务中心

陈博文　中国社区卫生协会

陈新梅　福建省厦门市集美区集美街道社区卫生服务中心

范敏华　浙江省杭州市上城区卫生健康局

林怡如　北京市东城区东直门社区卫生服务中心

郑艳玲　湖北省武汉市武昌区首义路街社区卫生服务中心

孟德敬　中国健康教育中心

胡悒萍　广州市天河区石牌街华师社区卫生服务中心

聂雪琼　中国健康教育中心

钱　玲　中国健康教育中心

钱　梦　中国健康教育中心

崔　明　上海市杨浦区殷行社区卫生服务中心

曾庆秋　四川省成都市武侯区玉林社区卫生服务中心

骞　芳　北京市海淀区北下关社区卫生服务中心

学术秘书　　王海棠

陈竺院士
说健康

总　序

　　人民健康是现代化最重要的指标之一，也是人民幸福生活的基础。党的二十大报告明确到 2035 年建成健康中国。社会各界，尤其是全国医疗卫生工作者，要坚持以人民为中心的发展思想，把保障人民健康放在优先发展的战略位置，加快推进健康中国建设，全方位全周期保障人民健康，为实现"两个一百年"奋斗目标、实现中华民族伟大复兴的中国梦打下坚实的健康基础，为共建人类卫生健康共同体作出应有的贡献。

　　为助力健康中国建设，提升人民健康素养，人民卫生出版社（以下简称"人卫社"）联合相关学（协）会、平台、媒体共同策划，整合各方优势、创新传播途径，打造高质量的纸数融合立体化传播健康知识普及出版物《相约健康百科丛书》（以下简称"丛书"）。丛书通过图书、新媒体、互联网平台等全媒体，努力为人民群众提供全生命周期的健康知识服务。在深入了解丛书的策划方案、组织管理和工作安排后，我欣然接受了邀请，担任丛书专家指导委员会主任委员，主要基于以下考虑。

　　建设健康中国，人人享有健康。 党的十八大以来，以习近平同志为核心的党中央一直高度重视、持续推动健康中国建设。2016 年党中央、国务院印发的《"健康中国 2030"规划纲要》指出，推进健康中国建设，是全面建成小康社会、基本实现社会主义现代化的重要基础，是全面提升中华民族健康素质、实现人民健康与经济社会协调发展的国家战略。健康中国的主题是"共建共享、全民健康"，共建共享是基本路径，

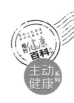

全民健康是根本目的。人人参与、人人尽力、人人享有，实现全民健康，需要全社会共同努力。党的二十大对新时代新征程上推进健康中国建设作出新的战略部署，赋予了新的任务使命，提出"把保障人民健康放在优先发展的战略位置，完善人民健康促进政策"。丛书建设抓住了健康中国建设的核心要义。

提升健康素养，需要终身学习。健康素养是人的一种能力：它能够帮助个人获取和理解基本的健康信息和服务，并能运用其作出正确的判断和决定，以维持并促进自己的健康。2008年1月，卫生部发布《中国公民健康素养——基本知识与技能（试行）》，首次以政府文件的形式界定了居民健康素养，我很高兴签发了这份文件。此后，我持续关注该工作的进展和成效。经过多年的不懈努力，我国健康素养促进工作蓬勃发展，居民健康素养水平从2009年的6.48%上升至2021年的25.4%，人民健康状况和基本医疗卫生服务的公平性、可及性持续改善，主要健康指标居于中高收入国家前列，为以中国式现代化全面推进中华民族伟大复兴奠定了坚实的健康基础。健康素养需要持续地学习和养成，丛书正是致力于此。

健康第一责任人，是我们自己。2019年12月，十三届全国人大常委会第十五次会议通过了《中华人民共和国基本医疗卫生与健康促进法》，该法第六十九条提出"公民是自己健康的第一责任人，树立和践行对自己健康负责的健康管理理念，主动学习健康知识，提高健康素养，加强健康管理。倡导家庭成员相互关爱，形成符合自身和家庭特点的健康生活方式。"从国家法律到健康中国战略，都强调每个人是自己健康的第一责任人。只有人人都具备了良好的健康素养，成为自己健康的第一责任人，健康中国才有了最坚实的基础。丛书始终秉持了这一理念，能够切实帮助读者承担起自己的健康责任。

接受丛书编著邀请后，我多次听取了丛书工作委员会和人卫社的汇报，提出了一些建议，并录制了"院士说健康"视频。我很高兴能以此项工作为依托，为人民健康多做些有意义的工作。丛书工作委员会和人卫社的同仁们一致认为，这件事做好了，对提高国民特别是青少年健康素养意义重大！

2022 年 11 月，在丛书启动会议上，我提出丛书建设要做到心系于民、科学严谨、质量第一、无私奉献四点希望。2023 年 9 月，丛书"健康一生系列"正式出版！丛书建设者们高度负责、团结协作，严谨、创新、务实地推进丛书建设，让我对丛书即将发挥的作用充满了信心，也对健康科普工作有了更多的思考。

一是健康科普工作需把社会责任放在首位。丛书为做好顶层设计，邀请一批院士担任专家指导委员会的成员。院士们的本职工作非常繁忙，但他们仍以极高的热情投入丛书建设中，指导把关、录制视频，担任健康代言人，身体力行地参与健康科普工作。全国广大医务工作者也要积极行动起来，把社会责任放在首位，践行习近平总书记提出的"科技创新、科学普及是实现创新发展的两翼"之工作要求，把健康科学普及放在与医药科技创新同等重要的位置，防治并重，守护人民健康。

二是健康科普工作应始终心系于民。健康科普需要找准人民群众普遍关心的健康问题，有针对性地开展工作，方能事半功倍。丛书每一个系列都将开展健康问题征集活动，"健康一生系列"收集了两万余个来自大众的健康问题，说明人民群众的健康需求是旺盛的，对专家解答是企盼的。丛书组织专家对这些问题进行了认真的整理、分析和解答，并在正式出版前后组织群众试读活动，以不断改进工作，提升质量，满足人民健康需求，这些都是服务于民的重要体现。丛书更是积极尝试应用新技术新方法，为科普传播模式创新赋能，强化场景化应用，努力探索克服健康科普"知易行难"这个最大的难题。

三是健康科普工作须坚持高质量原则。高质量发展是中国式现代化的本质要求之一。健康科普工作事关人民健康，须遵从"人民至上、生命至上"的理念，把质量放在最重要的位置，以人民群众喜闻乐见的方式，传递科学的、权威的、通俗易懂的健康知识，要在健康科普工作中塑造尊重科学、学习科学、践行科学之风，让"伪科学""健康谣言""假专家"无处遁形。丛书工作委员会、各编委会坚持了这一原则，将质量要求落实到每一个环节。

四是健康科普工作要注重创新。不同的时代，健康需求发生着变化，健康科普方式也应与时俱进，才能做到精准、有效。丛书建设模式创新也是耳目一新，比如立足不同的应用场景，面向未来健康需求的无限可能，设计了"1+N"的丛书系列开放体系，成熟一个系列就开发一个；充分发挥专业学（协）会和权威专家作用，对每个系列的分册构建进行充分研讨，提出要从健康科普"读者视角"着眼，构建具有中国特色的国民健康知识体系；精心设计各分册内容结构和具有中华民族特色的系列 IP 形象；针对人民接受健康知识的主要渠道从纸媒向互联网转移的特点，设计纸数融合图书与在线健康知识问答库结合，文字、图片、视频、动画等联动的全媒体传播模式，全方位、全媒体、全生命周期服务人民健康等。

五是健康科普工作需要高水平人才队伍。人才是所有事业的第一资源。丛书除自身的出版传播外，着眼于健康中国建设大局，建立编写团队组建、遴选与培养的系列流程，开展了编写过程和团队建设研究，组建来自全国，老、中、青结合的高水平编者团队，且每个分册都通过编写过程的管理努力提升作者的健康科普能力。这项工作非常有意义。希望未来，越来越多的卫生健康工作者能以高度的社会责任感、职业使命感，以无私奉献的精神参与到健康科普工作中，以更多更好的健康科普精品，服务人民健康。

衷心希望，通过驰而不息的建设，丛书能让健康中国、健康素养、健康第一责任人的理念深入人心，并转化为建设健康中国的重要动力，成为国民追求和促进健康的重要支撑。

衷心希望，能以大型健康科普精品丛书为依托，培养一支高水平的健康科普作者队伍，增强文化自信的建设力量，从而更好地为中华民族现代文明贡献健康力量。

衷心希望，读者朋友们积极行动起来，认真汲取《相约健康百科丛书》中的健康知识，把它们运用到自己的生活里，让自己更健康，也为健康中国建设作出每个公民的贡献！

中国红十字会会长

中国科学院院士

丛书专家指导委员会主任委员

2023 年 7 月

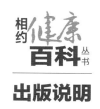

出版说明

健康是幸福生活最重要的指标，健康是1，其他是后面的0，没有1，再多的0也没有意义。提升健康素养，是提高全民健康水平最根本、最经济、最有效的措施之一。党的二十大报告要求，加强国家科普能力建设，深化全民阅读活动。习近平总书记指出，科技创新、科学普及是实现创新发展的两翼，要把科学普及放在与科技创新同等重要的位置。在这一重要指示精神的指引下，人民卫生出版社（以下简称"人卫社"）努力探索让科学普及这"一翼"变得与科技创新同样强大，进而助力创新型国家建设。经过深入调研，团结广大医学科学家、健康传播专家、学（协）会、媒体、平台，共同策划出版《相约健康百科丛书》（以下简称"丛书"）。

为了帮助读者更好地了解和使用丛书，特将出版相关情况说明如下。

一、丛书建设目标

丛书努力实现五个建设目标，即：高质量出版健康科普精品，培养优秀的健康科普团队，创新数字赋能传播模式，打造知识共建共享平台，最终提升国民健康素养，服务健康中国行动落实和中华民族现代文明建设。

二、丛书体系构建

1. 丛书各系列分册设计遵从人民至上的理念，突出读者健康需求和

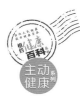

视角。各系列的分册设计经过多轮专家论证、读者健康需求调研，形成从读者需求入手进行分册设计的共识，更好地与读者形成共鸣，让读者愿意读、喜欢读，并能转化为自身健康生活方式和行为。

比如，丛书第一个系列"健康一生系列"，既不按医学学科分类，也不按人体系统分类，更不按病种分类，而是围绕每个人在日常生活中会遇到的健康相关问题和挑战分类。这个系列分别针对健康理念养成，到人生面临的生、老、病问题，再到每天一睁眼要面对的食、动、睡问题，最后到更高层次的养、乐、美问题，共设立 10 个分册，分别是《健康每一天》《健康始于孕育》《守护老年健康》《对疾病说不》《饮食的健康密码》《运动的健康密码》《睡眠的健康密码》《中医养生智慧》《快乐的健康密码》和《美丽的健康密码》。

2. 丛书努力构建从健康知识普及到健康行为指导的全生命周期全媒体的健康知识服务体系。依靠权威学（协）会和专家的反复多次研究论证，从读者的健康需求出发，丛书构建了"1+N"系列开放体系，即以"健康一生系列"为"1"；以不同人群、不同场景的不同健康需求或面临的挑战为"N"，成熟一个系列就开发一个系列。"主动健康系列""应急急救系列""就医问药系列""康养康复系列"，以及其他系列将在"十四五"期间陆续启动和出版。

3. 丛书建设有力贯彻落实"两翼论"精神，推动健康科普高质量创新发展。丛书除自身的出版传播外，还建立编写团队组建、遴选与培养的系列流程，开展了编写过程和团队建设研究，组建来自全国，老、中、青结合的高水平编者团队，并通过编写过程的管理努力提升作者的健康科普能力。丛书建设部分相关内容还努力申报了国家"十四五"主动健康和人口老龄化科技应对重点专项；以"《相约健康百科丛书》策划出版为基础探索全方位、立体化大众科普类图书出版新模式"为题，成功获得人卫研究院创新发展研究项目支持。

三、丛书创新特色

1. 体现科学性、权威性、严谨性。为做好丛书的顶层设计、项目实施和编写出版工作，保障科学性，成立丛书专家指导委员会、工作委员会和各分册编委会。

第十二届、十三届全国人大常委会副委员长，中国红十字会会长陈竺院士担任丛书专家指导委员会主任委员，国家卫生健康委员会副主任李斌、中国计划生育协会常务副会长于学军、中华预防医学会名誉会长王陇德院士、中国健康促进基金会荣誉理事长白书忠等担任副主任委员，三十余位院士应邀担任委员。专家们积极做好丛书顶层设计、指导把关工作，录制"院士说健康"视频，审阅书稿，甚至承担具体编写工作……他们率先垂范，以极高的社会责任感投入健康科普工作，为全国医务工作者参与健康科普工作树立了榜样。

人民卫生出版社、中国健康促进基金会、中国计划生育协会、中华预防医学会、中国科普研究所、全国科学技术名词审定委员会、健康报社、新华网客户端《新华大健康》等机构负责健康科普工作的领导和专家组成了丛书工作委员会，并成立了丛书工作组，形成每周例会、专题会、组建专班等工作机制，确保丛书建设的严谨性和高质量推进。

各系列各分册编委会均由相关学（协）会、医学院校、研究机构等领域具有卓越影响力的专家组成。专家们面对公众健康需求迫切，但优秀科普作品供给不足、科普内容良莠不齐的局面，均以极大的热忱投入丛书建设与编写工作中，召开编写会、审稿会、定稿会等各类会议，对架构反复研究，对内容精益求精，对表达字斟句酌，为丛书的科学性、权威性和严谨性提供了可靠保证。

2. 彰显时代性、人民性、创新性。习近平总书记在文化传承发展座谈会上发表重要讲话，强调"在新的起点上继续推动文化繁荣、建设文化强国、建设中华民族现代文明，是我们在新时代新的文化使命"。丛书以"同中国具体实际相结合、同中华优秀传统文化相结合"理念为指导，彰显时代性、人民性、创新性。

丛书高度重视调查研究工作，各个系列都会开展面向全社会的问题征集活动，并将征集到的问题融入各个分册。此外，在正式出版前后都专门开展试读工作，以了解读者的真实感受，不断调整、优化工作思路和方法，实现内容"来自人民，根植人民，服务人民"。

在丛书整体设计和 IP 形象设计中，力求用中国元素讲好中国健康科普故事。丛书在全程管理方面始终坚持创新，在书稿撰写阶段，即采用人卫投审稿平台数字化编写方式，从源头实现"纸数融合"。在图书编写过程中，同步建设在线知识问答库。在图书出版后，实现纸媒、电子书、音频、视频同步传播，为不同人群的不同健康需求提供全媒体健康知识服务。

3. 突显全媒性、场景性、互动性。丛书采取纸电同步方式出版，读者可通过数字终端设备，如电脑、手机等进行阅读或"听书"；同时推出配套数字平台服务，读者可通过图书配套数字平台搜索健康知识，平台将通过文字、语音、直播等形式与读者互动。此外，丛书通过对内容的数字化、结构化、标引化，建立与健康场景化语词的映射关系，构建场景化知识图谱，利用人们接触的各类健康数字产品，精准地将健康知识推送至需求者的即时应用现场，努力探索克服健康科普"知易行难"这个最大的难题。

四、丛书的读者对象、内容设计和使用方法

参照《中国公民健康素养 66 条》锁定的目标人群，丛书读者对象定为接受九年义务教育及具备以上文化水平的人群，采用问答形式编写，重点选择大众日常生活中"应知道""想知道""不知道"和"怎么办"的问题。丛书重在解决"怎么办"，突出可操作性，架起大众对"预防为主"和"一般健康问题"从"为什么"到"怎么办"的桥梁，助力从"以治病为中心"向"以健康为中心"转变。

丛书是一套适合普通家庭阅读、查阅和收藏的健康科普书，覆盖日常生活中会遇到的常见健康问题。日常阅读，可以有效提升健康素养；遇到健康问题时查阅对应内容，可以达到答疑解惑、排忧解难的目的。此外，丛书还配有丰富的富媒体资源，扫码观看视频即可接收来自专家针对具体健康问题的进一步讲解。

《庄子·内篇·养生主》提醒我们："吾生也有涯，而知也无涯，以有涯随无涯，殆已！"如何有效地让无穷的医学知识转化为有限的健康素养，远远不止"授人以渔"这么简单，这需要以大型健康科普精品出版物为依托，培养一支高水平的健康科普作者队伍；需要积极推进相关领域教育、科技、人才三位一体发展，大力弘扬科学精神和科学家精神；还需要社会各界积极融健康入万策，并在此基础上努力建设健康科学文化，增强文化自信的建设力量，从而更好地为中华民族现代文明建设贡献健康力量。

衷心感谢丛书建设者们和读者们的大力支持，让我们共同努力，为健康中国建设和中华民族现代文明建设作出力所能及的贡献。

丛书工作委员会

2023 年 7 月

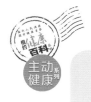

前　言

　　社区是提高人民生活品质的关键载体。一个健康的社区，能够为每个社区居民提供更加优质、和谐的生活和工作空间，给居民更多的幸福感和归属感。当我们国家的每一个乡镇、村庄，每一个街道、社区都建成健康社区，我们也就基本实现了健康中国建设的宏伟目标。

　　《社区的健康密码》一书，正是基于这样的背景应运而生。本书由来自全国多个领域的专家学者及社区医疗卫生工作者共同编写完成。书中的所有问题都是编者在和社区居民多次沟通的基础上，从社区的健康管理、健康环境、健康文化、健康服务等不同角度出发，针对居民关注的健康社区相关内容，通过"一问一答"的形式，普及社区健康生活和工作方面的知识，希望能为社区居民提供一本实用的社区健康指南。

　　在健康社区管理方面，本书讨论了居民如何通过社区公共卫生委员会和家庭医生签约服务等工作参与健康社区的建设和管理，实现社区健康的共治共享。

　　在社区健康环境方面，本书对居民关注的垃圾分类、宠物管理等健康社区不可或缺的日常生活细节进行了讨论，同时也探讨了如何通过改善空气质量、保障饮水安全、促进食品安全等措施，为社区居民创造一个更加健康宜居的环境。

　　文化是一个社区能否成为健康社区的根基，如何将倡导邻里和

徐建国院士
说健康

谐、家庭和睦，践行绿色出行、全民健身、科学养生等文明健康绿色环保的生活方式融入我们传统的乡规民约，让健康文化成为社区精神生活的重要组成部分也是本书的重要内容。

本书还介绍了乡镇卫生院、村卫生室和社区卫生服务中心、社区卫生服务站等基层医疗卫生机构在健康社区建设方面和社区居民健康需求提供方面的重要性，讨论了它们在社区传染病、慢性病防治方面发挥的作用，对社区居民特别关注的儿童、老年人健康服务以及社区居民心理健康等方面提供的基本医疗服务和基本公共卫生服务也专门进行了讨论。

由于时间及人力有限，本书在编写过程中难免存在疏漏和不足之处，我们真诚地欢迎广大读者提出宝贵的意见和建议，您的反馈将是我们不断完善和进步的源泉。

最后，感谢所有支持和帮助本书编写的社区居民和专家学者。我们期待本书能够成为社区居民健康生活的良师益友。我们相信，只要每一位社区居民有了自己是健康"第一责任人"的意识和行动，积极参与到健康社区的建设和管理中来，就一定能找到属于我们自己社区的健康密码，共同营造健康社区。

陈博文

2024 年 4 月

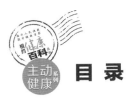

目 录

第一章 社区健康管理

第二章　社区健康环境

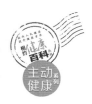

五　卫生厕所增福祉　84

六　宠物有"家"　92

七　社区安全共维护　101

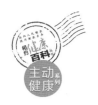

第三章　社区健康文化

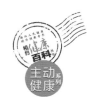

六　文明生活

第四章　社区健康服务

一　社区医疗服务

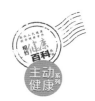

第一章

社区健康管理

一

居民健康
大家管

1. 您身边的**社区卫生服务中心**能为您做些什么

关键词

基层医疗卫生机构通常指提供初级卫生保健服务的医疗机构，包括社区卫生服务中心、乡（镇）卫生院、社区卫生服务站、村卫生室等。它们常常被人们亲切地称为"家门口的医院"，在这里，每一位社区居民都能享受到全面、便捷、优质、高效的健康服务。

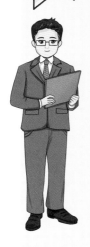

目前，家庭医生签约服务是基层医疗卫生机构向社区居民提供服务的主要形式，主要内容是提供基本医疗服务、基本公共卫生服务以及约定的健康管理服务。基本医疗服务主要包括常见病、多发病的诊断和治疗，现场急救、家庭出诊、家庭护理、转诊服务、康复医疗服务、心理健康服务、药品供应服务等。基本公共卫生服务项目主要包括 14 项，社区居民可以免费享受，包括：城乡居民健康档案管理、健康教育、预防接种、0~6 岁儿童健康管理、孕产妇健康管理、老年人健康管理、慢性病患者健康管理、严重精神障碍患者健康管理、肺结核患者健康管理、传染病及突发公共卫生事件报告和管理服务、中医药健康管理、卫生监督协管服务、免费提供避孕药具、健康素养促进等。通过签约，您可以拥有自己的家庭医生，他们将肩负起守卫您健康的重任，是您的健康"守门人"。

基层医疗卫生机构　基本医疗服务　公共卫生服务

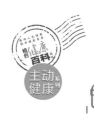

 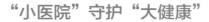
健康加油站

"小医院"守护"大健康"

通过提升基层医疗卫生机构服务能力，做实家庭医生制度，构建布局合理、功能完善、协同联动的城乡医疗卫生服务体系，以满足居民预防、治疗、康复、护理等不同需求。推动"基层首诊、双向转诊、急慢分治、上下联动"的分级诊疗模式，打造"健康进家庭、小病在基层、大病到医院、康复回基层"的就医新格局。

（崔　明）

2. 为什么**街道**、**居（村）委会**需要参与**社区健康管理**

社区健康管理对于提升居民生活质量至关重要，需要政府、医疗机构和居民形成合力，共同努力。街道办事处、居委会或村委会作为基层政府机构，在社区健康管理中发挥着举足轻重的作用。

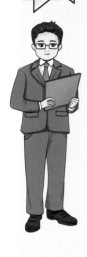

街道办事处、居委会或村委会与社区居民有着天然的联系，使居民能够更方便地参与社区健康管理活动。工作人员能及时了解居民的健康状况和需求，为制定有效的健康管理措施提供依据；通过组织健康讲座、健康指导等社会活动，帮助居民提高健康意识和自我保健能力；能够整合调动医疗、教育和社会等多方资源，为居民提供更全面、专业的健康服务；有助于提升社区公共卫生意识，预防和控制各种传染病和其他公共卫生事件的发生，保障居民的身体健康和生命安全；作为政府与居民的桥梁，能积极宣传健康政策，并确保其落地实施，提高居民的知晓率与执行力；此外，通过定期探访老年人、残疾人与慢性病患者等特殊群体，时刻关注其健康状况与需求，确保他们得到必要的关怀与帮助。因此，在共同维护社区的稳定与和谐、推进社区健康管理的建设和发展方面，需要充分发挥街道办事处、居委会或村委会的作用。

健康加油站

社区健康管理通过综合性、连续性的服务，促进社区居民的整体健康，减少疾病的发生，提高居民生活质量。这种以社区为基础的健康管理方式有助于实现医疗资源的优化配置，加强基层医疗卫生服务，构建和谐的医患关系，是现代公共卫生体系的重要组成部分。

（崔　明）

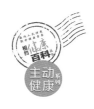

3. 为什么街道小区建立了很多 "健康小屋" "健康驿站"

关键词

健康小屋 健康驿站

近年来，为了提高居民的健康意识和促进健康生活方式的养成，越来越多的街道小区建立了"健康小屋"和"健康驿站"。这些设施集健康教育、健康监测、慢性病管理和就医指导于一体，为居民提供便捷的医疗服务。

专家说

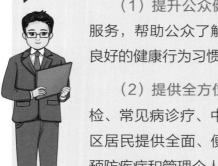

建设"健康小屋"和"健康驿站"带来的益处

（1）提升公众健康素养：提供便捷的健康咨询和服务，帮助公众了解健康知识，增强健康意识，形成良好的健康行为习惯。

（2）提供全方位的健康服务：具有医疗咨询、体检、常见病诊疗、中医理疗、康复护理等功能，为社区居民提供全面、便捷、高效的健康服务，并有助于预防疾病和管理个人健康状况。

（3）加强社区健康管理和卫生保障：实现对社区居民的全面监测和健康档案的建立，及时发现潜在的健康风险，并采取相应的预防措施。

（4）促进社区发展：可以作为社区居民公共服务和娱乐活动的场所。例如，可以设置图书馆、学习交流中心等设施，鼓励居民积极参与社区建设，提高居民对社区的认同感。

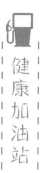

健康小屋是为辖区居民免费提供常见健康指标的检测，免费建立健康档案，免费提供健康教育、健康咨询，开展健康讲座和政策宣传等服务的场所。同时，部分健康小屋能够借助互联网、大数据、人工智能等新一代信息技术为居民提供健康服务，提升公众健康水平，优化健康服务体验。

（崔　明）

4. 为什么要成立
社区公共卫生委员会

设立社区（村）公共卫生委员会是宪法赋予基层的权力，是为加强基层治理体系和治理能力建设、健全社区（村）公共卫生体系、强化公共卫生职能而推出的一项新举措。

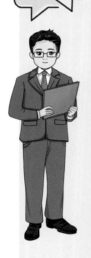

专家说

社区公共卫生委员会的基本职责是组织做好环境卫生工作，协助提供公共卫生服务。具体包括：协助相关业务部门编制公共卫生工作方案和突发公共卫生事件应急预案，组织开展突发公共卫生事件应急演练，开展突发公共卫生事件预防和处置工作；组织动员社会组织、社会慈善资源和社会工作者、社区志愿者参与公共卫生事件的应急处置工作；协助卫生健康部门开展基本公共卫生服务管理工作，协助宣传重点人群健康管理、预防接种、传染病防治等相关知识；开展卫生健康政策、健康教育等宣传活动，动员辖区群众积极参与健康行动，组织健康自我管理小组活动，倡导文明健康的生活方式；组织发动居民群众、群团组织、经济和社会组织，维护社区公共环境卫生；向有关部门反映居民关于改进基层公共卫生工作的意见建议。

健康加油站

建立社区公共卫生委员会是响应国家关于加强基层公共卫生服务体系的号召，它不仅是提升公共卫生服务质量的有效途径，也是推动健康中国建设的重要力量。通过社区公共卫生委员会的工作，可以更好地实现预防为主、防治结合的公共卫生策略，为社区居民提供全面的健康保护。

（崔　明）

5. 为什么**健康管理**可有效改善居民的**健康素养**水平

关键词

健康管理 健康素养

健康管理是以预防和控制疾病发生和发展、提高生命质量为目的，针对个体及群体进行健康教育，增强其自我管理意识和水平，并对其生活方式相关的健康危险因素，通过健康信息采集、健康检测、健康评估、健康干预等手段持续加以改善的过程和方法。

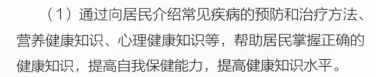

健康管理可以有效改善居民的健康素养水平，主要体现在以下几个方面。

（1）通过向居民介绍常见疾病的预防和治疗方法、营养健康知识、心理健康知识等，帮助居民掌握正确的健康知识，提高自我保健能力，提高健康知识水平。

（2）通过指导居民合理膳食、适量运动、戒烟限酒、保持心理平衡等，帮助居民形成良好的生活习惯，预防疾病的发生，培养其健康行为和生活方式。

（3）通过健康评估、疾病筛查等方式，早期发现疾病风险和疾病隐患，及时干预和治疗，避免疾病的恶化和并发症的发生，有效减少医疗费用支出，促进医疗资源的合理利用。

（4）指导居民学会测量血压、血糖等指标，掌握自己的健康状况，及时调整生活方式和医疗方案，增强其自我管理能力。

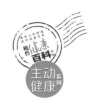

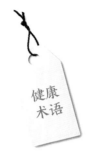

健康术语

血压

指血液在血管中流动时对血管壁产生的侧压力。其正常范围为收缩压 90~140mmHg，舒张压 60~90mmHg。

高血压

如果平静状态下收缩压持续高于 140mmHg，伴有或不伴有舒张压高于 90mmHg，称为高血压。

低血压

收缩压低于 90mmHg 或舒张压低于 60mmHg，称为低血压。

（崔　明）

6. 健康管理中居民享受哪些权利，需要承担哪些义务

　　在健康管理过程中，居民享有一系列的权利，同时也需要承担一定的义务。居民的权利和义务是相辅相成的。权利和义务的平衡是确保健康管理有效实施的关键。

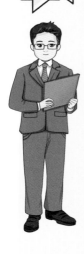

居民有获得健康信息的权利，有权获得有关健康的准确、全面、易懂的信息，包括疾病预防、健康促进、医疗服务等；居民有获得医疗服务的权利，包括疾病预防、诊断、治疗和康复等；居民有参与健康决策的权利，有权决定自己的健康管理方案；居民有个人隐私和信息保护的权利，有权控制自己健康信息的使用和披露；居民有投诉和申诉权，如果对医疗服务的质量或效果不满意，有权提出投诉或申诉。

居民有自我健康管理的义务，包括遵循医生或健康管理师的建议；居民有配合医疗建议的义务，应配合医生或健康管理师进行健康评估和管理；居民有保护公共卫生的义务，应自觉遵守公共卫生规定，维护良好的生活环境和社会氛围；居民有尊重他人权利的义务，在享受自己权利的同时，也应该尊重他人的权利，不歧视、不侵犯他人的健康权利；居民有健康教育的义务，应关注健康知识，学习和实践健康生活方式，以维护身体健康。

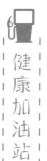

健康管理是一个系统工程，需要政府、社会和个人的共同努力。通过健康管理，可以有效提升个人的生命质量，预防疾病，控制慢性疾病的发展，最终实现健康中国的目标。

（崔　明　刘　毅）

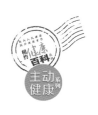

7. **国家基本公共卫生服务项目**对居民健康有何帮助

国家基本公共卫生服务项目是我国政府针对当前城乡居民存在的主要健康问题，以儿童、孕产妇、老年人、慢性病患者为重点人群，面向全体居民免费提供的最基本的公共卫生服务。

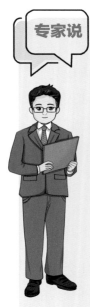

专家说

国家基本公共卫生服务项目对居民的健康有多方面的帮助，具体体现在预防疾病、促进健康、早期干预、减轻负担、均等化服务等方面。通过预防接种、健康教育等举措，增强居民的健康意识和自我保健能力，降低传染病的传播风险，预防疾病发生；通过开展健康检查、慢性病管理等措施，帮助居民及时发现和控制疾病风险，促进健康；通过开展妇女、儿童、老年人等重点人群的健康管理，及时干预和处理健康问题，减少疾病的发生和发展，实现早期干预；通过提供免费的基本公共卫生服务，保障居民享有基本公共卫生服务，减轻居民的经济压力，减轻负担；国家基本公共卫生服务项目是全体居民都能享受到的均等化服务，目的是缩小城乡、区域之间的健康差距，提高全民健康水平。

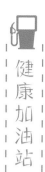
凡是中华人民共和国的公民，无论城市还是农村、户籍还是非户籍的常住人口，都能享受国家基本公共卫生服务。可以理解为人人享有服务的权利是相同的，居民在需要获取相关的基本公共卫生服务时，机会是均等的。基本公共卫生服务主要由乡镇卫生院、村卫生室、社区卫生服务中心（站）向居民提供。

（崔　明　刘　毅）

8. 居民**健康素养**
包括哪些内容

健康素养是指个人获取和理解健康信息，并运用这些信息维护和促进自身健康的能力与基本素质。居民健康素养评价指标被纳入国家卫生事业发展规划之中，作为综合反映国家卫生事业发展的评价指标。居民健康素养包括基本知识和理念、健康生活方式与行为、基本技能三方面。

健康是个人全面发展的基础，关系到千家万户的幸福。为界定我国公民健康素养的基本内容，普及现阶段健康生活方式和行为应具备的基本知识和技能，2024年5月，国家卫生健康委办公厅发布了《中国公民健康素养——基本知识与技能（2024年版）》（简称"健康66条"），包括基本知识和理念、健康生活方式与行为、基本技能三个方面，共66条。现代的健康概念，不仅仅是没有疾病或衰弱，而是身体、心理和社会适应的良好状态。健康生活方式主要包括合理膳食、规律运动、戒烟限酒、保持良好的作息习惯、定期体检、学习急救知识、保持积极的心态、合理使用药物等。居民可以通过阅读健康书籍、参加健康讲座、浏览健康网站、观看健康科普作品等方式获取更多健康信息，了解更多健康知识和技能，提高自身的健康素养，更好地维护和促进自身健康。同时也可以通过影响身边的人，共同提高整个社会的健康素养水平。

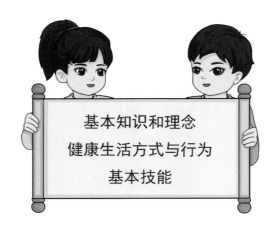

基本知识和理念

健康生活方式与行为

基本技能

（陈新梅）

9. 如何正确呼叫 **120**

在老百姓心目中，"120"就是生命线，当遭受突如其来的伤害时，第一反应就是呼叫"120"。当患者出现意识不清，呼吸及脉搏暂停，或呼吸浅短，或呼吸困难、口角歪斜、肢体无力、言语不清等特殊情况时，应及时拨打"120"求救。拨打电话时要沉着冷静，切勿慌张、语无伦次，尽量用普通话，等"120"调度人员询问完毕后方可挂机。

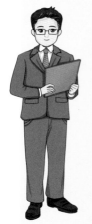

当您需要紧急呼叫"120"时，请务必保持冷静，以便更好地与急救中心进行沟通。首先，清晰地描述患者当前的症状和状况，以便急救人员能够更好地了解情况并做出相应的准备。其次，提供详细的地址信息，包括所在的具体位置、楼号、门牌号等，以便急救人员能够快速找到。确保提供准确的联系方式，保持电话畅通，以便急救中心能够及时与您联系并了解更多关于患者的信息。在急救人员到达之前，您可以采取一些基本的急救措施来缓解患者的症状，为后续的救治创造有利条件。同时，确保搬运患者的通道畅通无阻，以便急救人员能够顺利到达患者所在的位置。最后，拨打"120"后要及时准备好医保卡、身份证、钱包、衣物、既往的检查检验报告等物品。遵循上述步骤，您将为患者争取到宝贵的急救时间，为他们的生命安全保驾护航。

紧急呼叫 急救人员 120

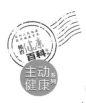

健康加油站

医疗保险 医保报销

"120"为中国大陆急救电话号码，是全国统一的急救号码。该号码属于特殊号码，不收取任何费用。拨打"120"是向急救中心呼救最简便快捷的方式。急救中心是 24 小时服务的，只要是在医院外发生急危重症，随时可以拨打"120"向急救中心求助。

（陈新梅）

10. 关于**医保**，您了解多少

医疗保险（简称"医保"）一般指基本医疗保险，是为了补偿劳动者因疾病风险造成的经济损失而建立的一项社会保险制度，是在劳动者患病、受伤时，减轻其医疗费用负担的社会保险，实行统筹基金与个人账户相结合的原则。

专家说

基本医疗保险是为了保障广大民众的基本医疗需求而设立的社会保险制度。其特点是"低水平、广覆盖"，主要包括职工基本医疗保险和城乡居民基本医疗保险。保费由用人单位和职工或者个人和政府按照国家规定共同缴纳，建立医疗保险基金。参保人员患病就诊发生医疗费用后，由医疗保险经办机构给予一定的经济补偿，以避免或减轻民众因患病、治疗等所承担的经济负担。

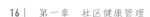

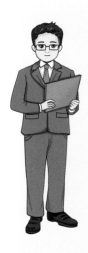

在报销方面，医保有一定的报销范围。医保药品目录包括甲类和乙类药品，甲类药品可以全额纳入医疗保险报销范围，而乙类药品则需要个人先行自付一部分，剩余部分再由医保基金按比例报销。诊疗项目目录包括一些临床必需、安全有效、费用适宜的项目，但并非所有诊疗项目都能报销，例如挂号费、病历工本费等不能报销。此外，医疗服务设施目录中包括了医疗机构提供的必要服务设施，但也有一些费用不能报销，如急救车费、住院陪护费等。

为促进基层首诊、分级诊疗，引导参保人员合理就医，我国实行医保差别化报销政策，提高基层医疗卫生机构报销比例。患者在不同层级的医院就医，医保支付比例一般拉开 5~10 个百分点，合理引导患者基层就医。

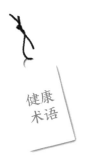

健康术语

职工基本医疗保险

职工基本医疗保险由用人单位和职工按照国家规定共同缴纳基本医疗保险费用。

城乡居民基本医疗保险

城乡居民基本医疗保险实行个人缴费和政府补贴相结合。享受最低生活保障的人、丧失劳动能力的残疾人、低收入家庭 60 周岁以上的老年人和未成年人等所需个人缴费部分，由政府给予补贴。

（陈新梅）

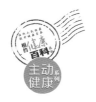

11. 居民**医保卡**
可以在**哪些药店**买药

关键词

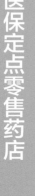

医疗保障凭证 医保定点零售药店

基本医疗保险参保人员持本人的医疗保障凭证（包括医保电子凭证和社会保障卡）可以在当地任何一家医保定点零售药店购买药品，若个人账户或家庭共济账户有余额，可由个人账户或家庭共济账户支付相关费用。

专家说

医保定点零售药店是指由医疗保险经办机构评估确定并与之签订协议，为基本医疗保险参保人提供处方外配和非处方购药服务，并承担相应责任的零售药店。参保人持本人医疗保障凭证并非在所有的药店都可以购买药品，而只能在医保定点零售药店购买药品，并确保个人账户或家庭共济账户有足够的余额。

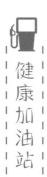

健康加油站

误区一：可以用医保卡在
药店购买保健品

医保个人账户不得用于公共卫生费用、体育健身或养生保健消费等不属于基本医疗保险保障范围的支出，因此保健品不能使用医保个人账户结算。

误区二：城乡居民基本医疗保险的
参保人不可以在药店购买药品

城乡居民基本医疗保险的参保人虽然没有个人账户，但可以和参加当地职工基本医疗保险的直系亲属建立家庭共济账户。因此，城乡居民基本医疗保险的参保人可以持本人的医保卡到医保定点零售药店购买药品，使用家庭共济账户资金支付。

（陈新梅）

二

健康责任
第一人

12. 为什么要建立
居民健康档案

居民健康档案是记录个人健康状况、疾病史、家族史、诊疗情况等信息的档案，对于个人健康管理和医疗服务非常重要。为了保护居民的个人隐私，医务人员在建立和使用居民健康档案时应严格遵循保密原则，采取加密、脱敏等安全技术措施，防止信息泄露。

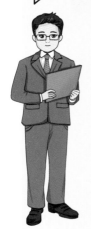

对于居民而言，健康档案记录了其疾病的发生、发展、治疗和转归过程。通过比较一段时间内的检查资料和数据，居民可以发现自己的健康状况变化、疾病发展趋向、治疗效果等，及时采取针对性的保健措施。同时，建立了健康档案的居民还可以在本辖区的基层医疗卫生机构得到方便及时、免费的公共卫生服务。

对于基层医疗卫生机构而言，通过建立居民健康档案，能够了解和掌握辖区居民的健康状况和疾病构成，发现辖区居民的主要健康问题，为筛选高危人群、开展疾病管理和采取针对性预防措施奠定基础；也便于辖区责任医生定期对老年人、孕产妇、儿童以及高血压、糖尿病患者等重点人群进行随访和健康指导。

在建立和使用健康档案的过程中，医务人员必须高度重视个人信息的保护，严格遵守法律法规，确保个人信息的合法使用和

安全存储，采取有效的技术手段（如加密、备份等），防止信息泄露和被非法访问。

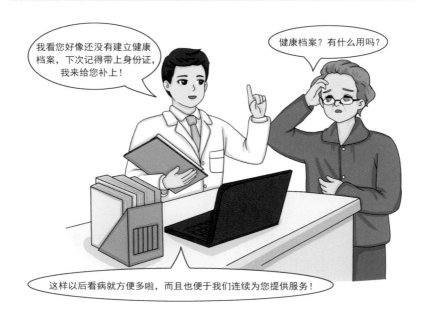

（陈新梅）

13. 为什么很多
常用药的价格下降了很多

目前很多常用药和基本医保药品目录内用量大、采购金额高的药品，通过政府制定药品最高零售限价、推行药品集中带量采购等方式，对药品价格进行管理和调控，使得很多常用药品的价格下降了很多。

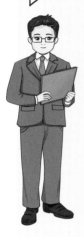

国家组织药品集中带量采购是根据党中央、国务院的决策部署，由国家医保局等部门组织各省组成采购联盟，明确药品采购数量，进行集中采购，以量换价，与药品生产企业进行谈判。集中采购的中选药品均为原研药或通过了一致性评价的仿制药。一致性评价即国家要求仿制药品必须达到与原研药"管理一致性、中间过程一致性、质量标准一致性等全过程一致"的高标准要求。因此，带量采购能够在严格保证质量的前提下，降低药品虚高价格，减轻群众药费负担，让群众以比较低廉的价格用上质量更高的药品，规范药品流通秩序，提高群众用药安全。

关键词

常用药 带量采购 一致性评价

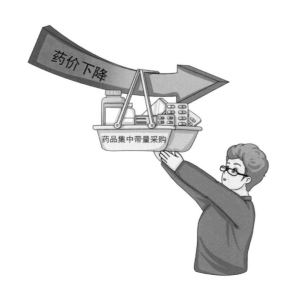

误区：药品降价幅度如此之大，药品质量没有保障

在原来的药品终端销售价格中，有大量流通环节所需的费用。药品集中带量采购招标时即明确"量"，形成"量价挂钩"机制，中标的药企只要保质保量生产即可，减少了流通环节。药品集中带量采购产生的降幅主要挤占的是药品价格中的"水分"，降的不是必要的成本和投入，原则上不影响企业的制造成本和合理利润，因此降价不会降低产品质量。

（陈新梅）

14. 居民如何做好自己的"健康第一责任人"

2019 年 7 月，健康中国行动推进委员会发布《健康中国行动（2019—2030 年）》，将人民健康提到了国家战略层面，提到"每个人是自己健康的第一责任人"，呼吁大家养成健康文明的生活方式。

公民是自己健康的第一责任人，应树立和践行对自己健康负责的健康管理理念，主动学习健康知识，提高健康素养，加强健康管理。倡导家庭成员相互关爱，形成符合自身和家庭特点的健康生活方式。

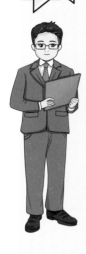

健康文明的生活方式主要包括合理膳食、适量运动、保持良好的生活习惯、定期体检、学习健康知识、心态平和。保持合理膳食是维持健康的关键，尽量吃各种不同的食物，包括蔬菜、水果、全谷类食物、蛋白质食物（如鱼、肉、豆类）和乳制品等，减盐、减油、减糖饮食。运动对于保持身心健康非常重要，每天进行适度的有氧运动（如散步、慢跑或骑自行车等），可以促进血液循环，增强免疫力并改善心情。良好的生活习惯包括保证充足的睡眠、减少久坐不动、戒烟限酒等。定期体检可以帮助我们及早发现潜在的健康问题，根据年龄、性别、家族史和其他因素，需要定期进行某些特定的检查，如结肠癌筛查、乳腺癌筛查等。通过阅读书籍、参加健康讲座、观看在线视频等方式学习健康知识，更好地照顾自己。心理健康与身体健康同样重要，我们应该学会管理和减轻压力，保持积极的心态。合理安排工作和休息时间，多参与喜欢的活动，多与亲友交流，研究放松的技巧（如冥想和深呼吸），都有助于提升心理健康。

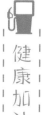

健康加油站

误区一：身体没有不适症状就不需要定期体检

定期体检不能忽视，因为许多疾病在早期没有明显症状。定期体检可以帮助医生及时发现并处理潜在的健康问题。

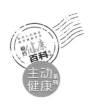

误区二：广告宣传的健康产品都是有效的

消费者在购买广告宣传的健康产品时应保持理性、谨慎的态度，根据自己的身体状况和需求，咨询医生或专业人士的意见，选择适合自己的健康产品，不能轻信广告宣传。

（陈新梅）

15. 为什么需要**定期体检**

健康是每个人都关心的话题。随着生活节奏加快与工作压力加大，一些不良的生活习惯可能对健康产生负面影响。因此，越来越多的人开始重视体检。

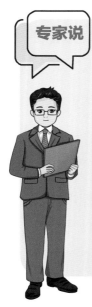

专家说

事实上，体检的目的并不在于查出疾病，而在于了解自身是处在健康、亚健康还是疾病状态。对于健康人群，体检可以帮助监测身体状况、促进健康意识；对于亚健康人群，体检可以帮助找出健康危险因素，进行有效的健康管理；对于疾病人群，体检有助于早发现、早治疗疾病，还能降低药物与治疗成本。有些人认为自己身体健康，殊不知很多疾病早期并没有明显的不适症状，体检正是为了筛查这些隐患，以避免疾病突发、检查出来就是晚期的情况。

对于老年人，定期体检尤为重要。由于年龄的增长，机体抵抗力逐渐减弱，一些疾病在老年人中的发病率增高。定期进行肺部 CT、头颅 CT、肿瘤标志物检测等有助于老年人了解身体情况，在一定程度上预防心脑血管疾病与肿瘤。

女性由于特殊的生理特点，常出现乳腺相关的健康问题。定期体检能帮助女性及时发现乳腺相关疾病的早期迹象，并及时采取预防和治疗措施。

定期体检有助于进行有效的健康管理，我们每个人都应该重视起来，做到主动健康，成为自己健康的第一责任人。

健康加油站

体检是用来评估健康状态的一系列检查。在进行体检前最好咨询医生，了解适合自己的体检项目。以下列举了常见的体检项目。

一般检查：身高、体重、血压等。

血液检查：血常规、肝功能、肾功能、血糖、血脂等。

尿液检查：尿常规。

影像学检查：胸部 X 线检查、腹部超声等。

心电图

内外科检查：心肺听诊，腹部触诊，皮肤、淋巴结、甲状腺等的外观检查等。

眼科检查：视力、眼压、眼底检查等。

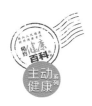

耳鼻喉科检查：听力、鼻腔检查、咽喉检查等。

妇科检查（女性）：乳腺检查、妇科超声、宫颈涂片等。

肿瘤标志物检测：CEA（癌胚抗原）、AFP（甲胎蛋白）等。

（王静梅）

关键词

慢性病　自我管理　健康教育

16. 什么是"社区慢性病自我管理小组"

面对慢性病的困扰，您是否也想知道，除了传统的医疗手段，还有什么方法可以帮助更好地管理慢性病？"社区慢性病自我管理小组"或许就是您一直在寻找的答案。

专家说

慢性病患者及其家属是预防和管理慢性病的最佳人选，以提高患者管理自身所患慢性病所需知识、技能、信心为目标的社区慢性病自我管理小组应运而生。小组是由慢性病患者、家属、医护人员和志愿者组成的自我管理和健康促进互助团体，在慢性病的早期发现和有效控制方面发挥重要作用。居民可以通过小组定期举

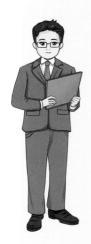

办的健康讲座、分享会等活动，学习如何合理膳食、适量运动，建立正确的健康观念，提升自我保健能力。

社区慢性病自我管理小组还为慢性病患者提供持续的管理支持，包括定期监测健康状况、指导合理用药、制定个性化的饮食和运动计划等。小组成员可以相互分享自己的抗病经验、用药心得，如何获得家属支持，甚至相互提醒定期体检和复诊，形成良好的互助氛围，减轻心理压力。

此外，通过自我管理和预防措施，可以有效降低慢性病发病率，减轻医疗负担，增强医患沟通与信任，促进社区整体健康水平的提升。

总之，参与社区慢性病自我管理小组是一种有效的慢性病防治手段，以行动助力我们的健康生活，传递"共建健康，共享幸福"的理念。

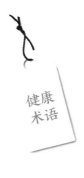

健康术语

慢性病自我管理

慢性病自我管理是指用自我管理的方法来控制慢性病。慢性病患者及其家庭主动参与到慢性病的预防与治疗中，在医护人员或健康志愿者的帮助下，通过系列健康教育课程掌握自我管理所需的知识、技能、信心以及和医生交流的技巧，从而有效控制病情，提高生活质量。这是每位慢性病患者都应掌握的重要技能。

（朱　兰　黄逸敏）

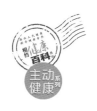

17. 如何做好社区
失能老人 健康管理

社区失能老人是指社区中由于年老或病残等原因，身体功能和活动能力下降，丧失日常生活自理能力的老人。

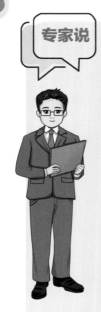

专家说

做好社区失能老人的健康管理，需要采集其健康信息并进行评估，对照健康危险因素制定及实施针对性的健康管理方案。第一是开展健康状况评估并建档，评估老年人的基本信息、躯体及心理健康状况、目前用药、既往患病情况及家庭支持等，为每位老年人建立健康档案；第二是制定、实施个性化的健康管理方案，如果是已确诊的慢性病患者，应纳入相应的健康管理中，进行规范的临床诊疗，有康复需求者给予康复训练指导，必要时进一步检查或转诊，全程提供有针对性的营养膳食、适量活动、合理作息及疫苗接种等健康指导；第三是开展心理关怀，定期对失能老人进行心理状况评估，及时沟通、疏导心理问题，在此过程中充分整合家庭及社区、社会各类资源；第四是改造居家环境，为失能老人创造安全、舒适、整洁的居住环境，保持室内环境通风，进行适老改造（如防滑、防跌倒、防坠落等）；第五是对老年人的日常照料者进行照护知识及意外伤害预防等指导；第六是安排失能老人的定期随访及健康体检，及时发现潜在的健康问题，每次随访结束后预约下一次健康服务时间。

国际标准的日常生活活动能力量表主要用于评价被测者的日常生活能力，其中的 Barthel 自理能力评定量表主要包含进食、穿衣、梳洗、洗澡、上厕所、室内走动等指标。1~2 项做不到，定义为"轻度失能"；3~4 项做不到，定义为"中度失能"；5~6 项做不到，定义为"重度失能"。

我国 2022 年年底发布的 GB/T 42195—2022《老年人能力评估规范》对老年人的失能程度进行了科学全面的等级划分。其中包含自理能力、基础运动能力、精神状态、感知觉与社会参与四大类共计 26 个方面的指标。据此分为能力完好、轻度失能、中度失能、重度失能、完全失能 5 个等级。

（顾 丹 朱 兰）

18. 我国重要的**卫生宣传日**有哪些

作为世界人口大国，我国的卫生宣传日承载着重要的使命，不仅提醒我们关注自身健康，更引领我们了解各种疾病，采取预防措施，提高全民健康素养。

每个卫生宣传日都围绕一个特定的主题，如世界防治结核病日、世界卫生日等，主题涉及公众生活中的重要健康问题。通过媒体宣传、社区活动、各类讲座等多种渠道，卫生宣传日将健康知识传递给公众，使公众更加了解疾病的成因、预防方法以及健康生活方式的重要性，增强自我保健意识，提高健康素养。同时，这些活动也提醒居民关注身边的健康隐患，积极采取预防措施，从源头上减少疾病的发生。

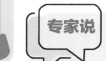

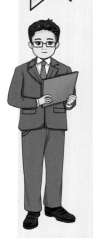

在中国，有多个卫生宣传日，其中一些重要的卫生宣传日包括：世界防治结核病日（3月24日）、世界卫生日（4月7日）、全国儿童预防接种日（4月25日）、世界红十字日（5月8日）、全国防治碘缺乏病日（5月15日）、中国学生营养日（5月20日）、世界无烟日（5月31日）、世界环境日（6月5日）、全国爱眼日（6月6日）、国际禁毒日（6月26日）、全国爱牙日（9月20日）、全国高血压日（10月8日）、世界糖尿病日（11月14日）以及世界艾滋病日（12月1日）等。这些卫生宣传日由政府或相关机构设立，目的是提高公众对各类健康问题的认识和预防意识，倡导健康行为。每年的卫生宣传日都围绕一个特定的主题展开，唤起人们的关注并促使大家积极行动，以维护和促进个人与社会的健康。通过各种形式的活动和宣传，提醒人们关注自身健康，采取积极措施来维护和提升健康水平。

我国重要的卫生宣传日是守护全民健康的坚固防线。通过了解这些宣传日，我们能够更好地认识各种疾病，采取预防措施，提高健康素养。让我们一起行动起来，从了解开始，共同守护健康！

（朱洁芸）

19. **慢性病患者**可以通过哪些方式进行**健康管理**

慢性病是病程较长、发展缓慢、病情反复的一类疾病，包括高血压、糖尿病、冠心病、脑卒中、慢性阻塞性肺疾病（简称慢阻肺）等。随着我国人口老龄化进程加快，慢性病的发病率越来越高，成为危害身体健康的主要疾病。可以通过健康管理的方式控制病情，减少并发症的发生。

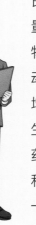

慢性病是可以预防和控制的。慢性病患者建立一个良好的健康管理方式，可以有效地控制病情，提高生活质量。饮食方面，注意膳食搭配，避免高脂、高糖、高盐食物，多吃新鲜蔬菜水果，控制饮食量，避免暴饮暴食。运动方面，进行适当的运动，如散步、太极拳、瑜伽等，以增强机体免疫力，但要避免剧烈运动。药物方面，按照医生的建议，按时、按量、按疗程服用药物，不能自行更改药物剂量或停药。此外，保持心情愉悦，避免过度焦虑和紧张，可以进行适当的心理咨询或治疗。同时，参加一些社交活动，与朋友、家人交流沟通，分享彼此的经验和感受；还要保持规律的作息时间，避免熬夜和过度疲劳，保证充足的睡眠时间。树立自我管理的意识，积极了解疾病相关知识，掌握自我管理的方法和技巧。通过以上方法，逐步将病情控制在理想水平，减少疾病带来的痛苦，减轻家庭的经济负担。

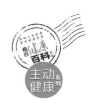

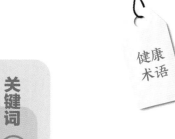

健康术语

慢性病健康管理

慢性病健康管理是指对一些慢性疾病及其危险因素定期进行监测、评估、综合干预管理的医学行为，包括慢性病的早期筛查、高危因素的监测、慢性病人群的综合管理、慢性病管理效果的评估等内容。

（章 慧）

20. "健康志愿者"在日常生活中有什么作用

您是否留意到身边有这么一群人——健康志愿者，他们志愿为居民服务，成为社区健康守护者。您知道他们在日常生活中有哪些重要作用吗？

专家说

健康志愿者是指在提供健康志愿服务方面奉献力量、乐于助人的群体。他们在日常生活中能发挥下述不可或缺的力量。

健康志愿者通过举办健康讲座、制作和发放宣传资料、倡导健康生活方式，为社区居民普及健康知识，指导社区居民进行自我健康管理，掌握如何预防疾病、均

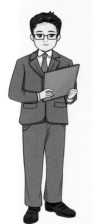

衡饮食、适度运动等技能，提升居民的综合健康素养。

健康志愿者还深入社区，在疾病预防宣传、各种疾病筛查和健康咨询等方面贡献力量。此外，他们关心和鼓励患者，陪伴患者康复，为高龄老人、残疾人等行动不便的居民提供就诊陪诊、上门送药等便利服务，减轻了医疗体系的负担。

对有心理困惑的居民，健康志愿者可提供公益热线援助，倾听居民心声，帮助居民疏解心理压力，鼓励其调整心态回归到正常生活中，促进社区和谐稳定。同时，健康志愿者还是急救培训的中坚力量，教授居民基本急救技能，如心肺复苏、海姆立克急救法等，提高居民的自救互救能力，为急救争取宝贵时间。

健康志愿者致力于提高公众的健康水平和生活质量，通过自己的默默付出，为社区的健康事业做出贡献，他们值得全社会的尊重和感恩。

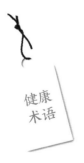

健康
术语

志愿者

志愿者是指以自己的时间、知识、技能、体力等从事志愿服务的自然人。志愿者服务的核心在于无偿性、公益性和自愿性。志愿者是利用自己的时间、技能、资源及善心为社区、社会提供非营利性援助，为推动社会进步而提供服务的人。

（韩丽丹　朱　兰）

第二章

社区健康环境

一

健康环境
靠大家

1. 为什么说良好的**社区环境**能促进健康

社区环境对居民的健康有重要影响。良好的社区环境包含安全、便捷、卫生、绿色的居民环境，完善的社会文化服务、居家或社区健康服务、社区支持和社区参与等，对全面促进居民的身体健康大有益处。

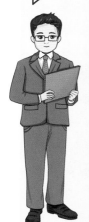

为了促进健康，良好的社区环境需要我们从以下方面共同参与。

（1）社区居住环境维护：通过各种渠道宣传文明的生活方式，引导人们理解保持良好生活环境的重要性。在社区内广泛宣传，引导居民积极参与家园清洁活动，维持良好的生活居住环境；鼓励居民参与社区共建自治，维护良好的治安环境。

（2）建设绿化与休闲设施：增加绿化带、公共广场、休闲娱乐设施等，不仅可以美化社区环境，还可以促进社区居民的身心健康。

（3）基本医疗保健：以社区医疗机构、诊所和社区卫生服务中心等医疗服务机构为载体，为居民提供基本的医疗保健和健康促进与健康教育，包括常规的健康检查、预防接种、基本的药

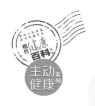

物和治疗、健康讲座、健康教育培训等。这些医疗健康服务的便利性和质量直接影响社区居民的健康状况。

（4）社区支持与社交网络建设维护。

（5）积极的社区参与等。

综上所述，社区环境对个体和群体的健康有着广泛而深远的影响。良好的社区环境可以为居民的身体健康和心理健康创造有利条件。因此，建立和维护一个健康的社区环境对于提高居民的生活质量和健康水平具有重要意义。

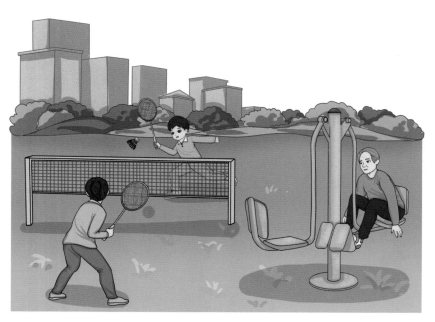

（郑艳玲　张志勤）

2. **噪声**对健康产生的 **不利影响**有哪些

关键词 噂声 健康影响

噪声污染是指在交通运输、工业生产、建筑施工、社会生活中产生的声音，超过国家规定的环境噪声排放标准，并干扰他人正常生活、工作和学习的现象。长期处于噪声环境，会对身心健康造成严重危害，常引发睡眠障碍、听力受损等问题，加重心血管负担，甚至引起心理疾病。

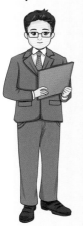

噪声可以干扰睡眠，导致入睡困难或夜醒频繁，影响睡眠质量。噪声还可能引起心跳加速、血压升高，导致心脏供血不足。长期处于噪声环境，会对身心健康造成严重危害，如可能影响中枢神经系统功能，引发失眠、多梦、头痛、偏头痛等症状；可能对听觉系统造成不可逆的损伤，如导致耳鸣甚至神经性耳聋；还可能导致冠状动脉缺血和一过性血管痉挛，诱发心血管疾病；还可能使人心情压抑、焦虑、烦躁，增加患抑郁症、躁狂症的风险。为了维护健康，应尽可能地减少噪声暴露，采取适当的措施降低噪声的影响，例如安装隔音设备、合理规划社区绿化带、优化社区交通流线等。

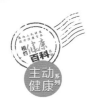

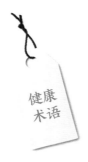

健康
术语

噪声

噪声可以定义为任何不希望听到的声音。从环境保护的角度看，凡是妨碍人们正常休息、学习和工作的声音，以及对人们要听的声音产生干扰的声音，都属于噪声，这些声音可能有各种来源，如机器、车辆、音乐等。噪声会对人们的听力健康和心理状态产生负面影响。

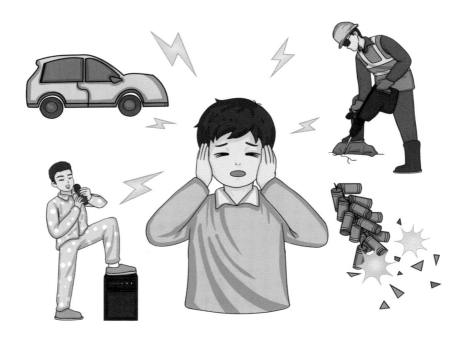

（郑艳玲　张志勤）

3. 如何减少**空气污染**
对居民健康的影响

空气污染是大气中污染物浓度达到有害程度，超过环境质量标准和破坏生态系统与人类正常生活条件，对人和物造成危害的现象。凡能使空气质量变差的物质都是空气污染物。已知的空气污染物有 100 多种，主要来源是工业生产、生活炉灶与采暖锅炉、交通运输等。空气污染物对健康的影响主要表现为呼吸道疾病与生理功能障碍，以及眼、鼻等黏膜组织受到刺激而患病。当空气污染物的浓度很高时，可造成急性中毒；长期吸入低浓度的空气污染物，也可引起慢性支气管炎、支气管哮喘、肺气肿及肺癌等慢性疾病。

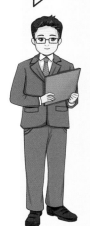

空气污染可对居民健康产生直接或间接的影响，须采取一些措施应对空气污染，减少空气污染对居民健康的影响。

（1）减少污染源：社区居住环境中减少空气污染最好的方法是从源头上减少扬尘，可以采取硬化道路、增加绿色植被、道路洒水等措施。

（2）留意空气质量监测系统报告：很多城市已经建立了空气质量监测系统，可以实时监测空气质量，从而及时发现和应对空气污染问题。根据不同的污染情况提前采取必要的应对措施，比如雾霾天

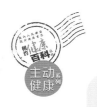

气可佩戴防雾霾口罩等保护健康，有条件的家庭可配置空气净化设施。

（3）增强公众环保意识，减少污染物排放：通过教育和宣传活动，增强公众对空气污染的认识，并促使社区居民减少污染物的排放，比如不在社区焚烧垃圾等。

（4）鼓励使用清洁能源：比如使用太阳能、电动汽车、天然气等，减少燃煤、燃油等传统能源的使用，从而减少空气污染物的排放。

（5）鼓励乘坐公共交通：减少私家车的使用，从而减少空气污染物的排放。优化公共交通路线、提高公共交通设施的便利性等措施都可以鼓励居民选择公共交通。

总之，减少空气污染对居民健康的影响需要全社会的共同努力。只有大家共同努力，才能创造一个清洁、健康的环境。

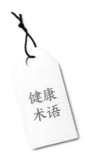

可吸入颗粒物

可吸入颗粒物指空气动力学当量直径 $\leq 10\mu m$ 的颗粒物，又称为 PM_{10}，$PM_{2.5}$ 是其中的一种。PM_{10} 长期累积会引起呼吸系统疾病，如气促、咳嗽，诱发哮喘、慢性支气管炎、慢性肺炎等。

（郑艳玲　张志勤）

4. 为什么要科学除"四害"

"四害"（苍蝇、蚊子、老鼠、蟑螂）是多种病毒和细菌的传播媒介，引发病媒传染病的传播和流行，包括常见的痢疾、伤寒、霍乱等肠道传染病，以及鼠疫、钩端螺旋体病、流行性出血热等。通过科学除"四害"，可以有效地阻断相关病毒和细菌的传播途径，降低人群患病的可能性。

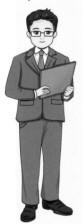

科学除"四害"可以有效地减少蚊子、老鼠、苍蝇和蟑螂的滋生，可以采取系列措施，包括清洁环境、消除滋生地、防蚊灭蚊、灭鼠灭蟑螂等。同时，也需要加强宣传教育，提高公众对"四害"危害的认识和重视程度，共同维护一个健康、卫生的生活环境。

（1）加强爱国卫生运动宣传教育：通过宣传教育，增强公众环境卫生意识。宣传内容包括正确储存食物、垃圾分类处理、清洁卫生等方面的知识，以减少有害生物的滋生。

（2）社区环境综合整治：保持公共场所环境卫生，包括清除积水、修补漏水、及时清除垃圾等，可以有效减少蚊虫和苍蝇的滋生。

（3）有效防制药物的使用：使用合适的防制药物，如杀虫剂、灭鼠剂等，控制有害生物的数量和传播范

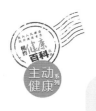

围。但使用防制药物时，需要科学投喂、安全使用，避免对人类和环境造成伤害。

（4）加快老破旧环境改造：通过改造建筑、改善卫生设施等方式，减少有害生物的藏身之处。例如，修补房屋漏洞、安装纱窗、加装防鼠设备等可以有效防止老鼠和蚊虫的进入。

（5）苍蝇防制：清除苍蝇的滋生物，做好垃圾处理工作，包括密闭管理、卫生管理、分类管理、综合利用等。消灭旱厕或改良旱厕，特殊行业滋生物的管理要做到"三早""三有""三无"。

（6）蚊类防制：通过间接改变滋生环境、清理积水，使之不适宜蚊虫的滋生，从根本上清除蚊虫滋生条件，从而达到蚊虫不能生长繁殖的目的。

（7）蟑螂防制：经常检查居家家具、抽屉，及时清理厨余垃圾，清除蟑螂及蟑螂卵鞘，科学使用蟑螂防制药物等。

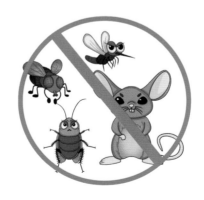

（郑艳玲　张志勤）

5. 什么是"光污染"

光污染是指人类活动产生的过度、无序和不必要的光线，对人类和自然环境造成负面影响。常见的不良影响包括影响人们的身心健康、干扰动物的生存和繁衍、影响天文观测、增加能源消耗和碳排放等。

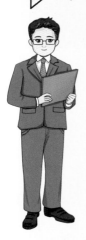

光污染主要包括白光污染、人工白昼污染和彩光污染。在日常生活中，常见的光污染多为由镜面建筑反光所导致的行人、司机的眩晕感，以及夜间不合理灯光给人体造成的不适感。光污染会影响人的身心健康，导致睡眠障碍、焦虑、抑郁等问题。此外，光污染还会干扰动物的生物钟和迁徙行为，对野生动物的生存和繁衍造成影响。高强度的光线会影响天文观测和科学研究，阻碍人类对宇宙的探索和了解。同时，过度照明会浪费大量的能源，增加能源消耗和碳排放，对环境造成负面影响。

解决光污染问题，通常有以下措施：一是制定相关法律法规，限制过度照明和光污染行为，强制要求建筑物、道路、广告牌等设施采取适当的防光污染措施；二是优化城市规划，合理布局城市照明设施，避免过度照明和光污染的发生；三是鼓励科研创新，研究新的照明技术和方法，推广绿色照明技术，使用高效、环保的照明设备；四是加强宣传教育，提高公众对光污染的认识和意识，引导人们合理使用灯光，减少光污染行为。

关键词

光污染

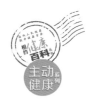

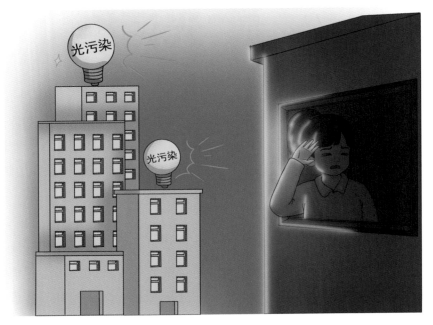

（郑艳玲　张志勤）

6. 为什么鼓励安装"一键呼"

　　"一键呼"是提高服务效率的一种手段。为应对和解决传统服务方式存在的客户等待时间长、服务效率低等问题，一键呼叫系统可以在客户需要服务时快速响应，减少等待时间。当前，安装"一键呼"的作用主要体现在方便老年人生活、保障老年人安全、促进社区养老发展等方面。

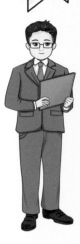

老年人使用"一键呼"可以轻松享受各种服务，如健康咨询、慢性病管理、用药管理、日间照料、助洁送餐等，使得他们在家里就能享受到专业和便捷的养老服务。"一键呼"智能终端可以对接养老驿站，使得服务提供方能够精准、快速地响应老年人的需求，提升服务效率。同时，通过手机端，子女也可以实时查看正在执行与已完成的服务任务，并对服务进行评价，有助于服务提供方持续改进服务质量。在提高老年人的信息无障碍水平方面，"一键呼"解决了老年人在智能手机使用过程中看不清屏幕、拨错号码、功能复杂不会使用等问题，助力老年人跨过"数字鸿沟"。"一键呼"智能终端在紧急情况下可以一键拨打"120"等紧急电话，有助于及时处理各种突发状况；还可以储存老年人的基本信息、亲情号码、健康档案等详细信息，方便在紧急情况下快速获取。此外，通过安装"一键呼"，社区可以更好地了解老年人的需求，从而制定更符合实际需求的养老服务，有助于推动社区养老服务的精准化和个性化，促进社区养老的发展。

关键词

一键呼 老年人

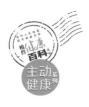

关键词

无障碍环境 权利

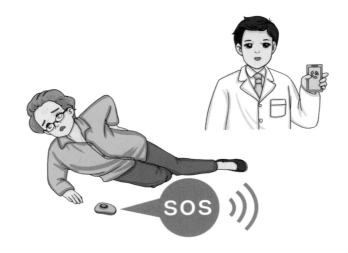

（郑艳玲　张志勤）

7. 为什么说**无障碍环境**是"**权利**"

　　无障碍环境是指在城市、社区等各种环境中，通过对设施、设备、技术和政策等方面的改进，方便残疾人、老年人等行动不便者正常生活和使用。无障碍环境是现代社会文明进步的标志，也是保障残疾人等弱势群体平等参与社会生活的重要基础。

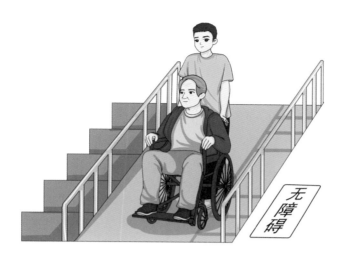

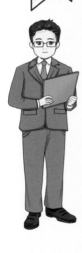

　　无障碍环境是残疾人等行动不便人群的基本需求。由于残疾等原因，他们面临着各种生活和参与社会的障碍，如建筑物的台阶、马路上的坡道等。因此，建立无障碍环境可以方便残疾人出行、工作和生活，提高他们的生活质量和社会参与度。

　　无障碍环境是社会文明进步的体现。一个现代化的社会，应该充分考虑到各种人群的需求，为所有人提供平等的机会和待遇。建立无障碍环境可以彰显社会的公平和包容，促进社会的和谐发展。

　　此外，无障碍环境还有助于提高城市和社区的宜居性和竞争力。一个具有良好无障碍环境的城市或社区，可以吸引更多的居民和投资者，进而促进经济发展和就业机会的增加。

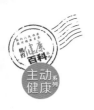

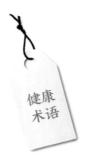

无障碍

无障碍是指在发展过程中没有阻碍，活动能够顺利进行。特指一切有关人类衣食住行的公共空间环境以及各类建筑设施、设备的使用，都必须充分服务具有不同程度生理伤残缺陷者和正常活动能力衰退者，营造一个充满爱与关怀，切实保障人类安全、方便、舒适的现代生活环境。无障碍引申出无障碍设计、无障碍设施、无障碍出行、无障碍交流、无障碍服务等。

（郑艳玲　张志勤）

二

走出饮水
安全误区

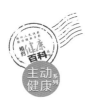

8. **正确饮水**，您学会了吗

关键词

饮水 健康

成年人体内的含水量约为 65%，大脑组织的含水量约为 85%。水承担着人体重要的生理功能，如果长期缺水，可能导致人体功能紊乱，引发疾病。我们应该注意定时饮水，少量多次饮用，饮用白水，注意饮水温度和饮水安全等。

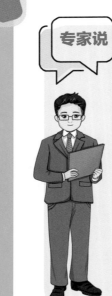

专家说

水是人体必需的物质，对维持身体健康和正常生理功能具有重要作用。正确饮水可以保持水分平衡，维持机体正常代谢；可以帮助身体排出多余的矿物质和代谢产物，减少结石的形成；可以调节体温，使身体保持适宜的温度，特别是在高温环境下，身体需要充足的水分散热以维持正常体温；可以帮助食物消化，促进营养物质的吸收和利用；可以保持口腔、消化道等的湿润和清洁；可以保持皮肤湿润、光泽，防止皮肤干燥和皱纹的产生，并通过促进机体的新陈代谢维持皮肤健康。

健康加油站

根据年龄、性别、体重和活动水平，每天饮用足够的水是非常重要的。在温和的气候条件下，低身体活动水平的成年人每天需要饮水 1.5~1.7L。养成定时饮水的习惯，避免等到口渴时才饮水。慢慢饮温水可以让身体更好地吸收水分，避免饮水过量对身体造成负担，短期大量饮水还可能导致水中毒。推荐喝白水或茶水，少喝或不喝含糖饮料，不用饮料代替白水。

（王　伟）

9. 为什么说**生活饮用水**的选择大有讲究

生活饮用水是指供人类生活的饮水和生活用水，是人类生活必不可少的物质基础。生活饮用水的水质必须符合国家卫生标准，水质指标包括感官指标、微生物指标、毒理指标和放射性指标等。

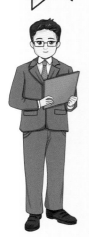

生活饮用水的选择对健康至关重要，需要综合水源、水质、水的口感、身体健康状况、经济条件等因素，选择合适的饮用水。水源应干净、无污染，自来水、井水和泉水等都是常见的饮用水水源，选择时须了解水源是否受到环境污染和人类活动的影响，尽量避免污染水源；水质应符合国家饮用水卫生标准；不同水源和不同处理方法的水口感会有所不同，可根据自己的喜好选择；肾脏疾病患者宜选择低矿物质的饮用水，而对于需要补充矿物质的人来说，选择含有适量矿物质的饮用水更为适宜；由于水源和水质的差异会导致饮用水的价格不同，需要根据自己的经济条件选择适合的水。

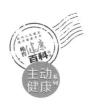

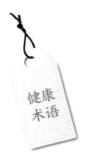

水质

水质指水体的物理、化学和生物特性及其组成状况。水质包含水体的清洁度、污染物含量、有机物含量、细菌和病毒等微生物数量和种类，以及 pH、溶解氧、硬度等水质参数。水质必须满足卫生安全要求，不能含有危害人体健康的微生物、化学物质和放射性物质；具有较好的感官性状，无色、无异味、无异臭、无肉眼可见物；此外，浑浊度、总硬度、pH、溶解氧、氨氮、总大肠菌群等也应符合国家卫生标准。

（王　伟　陈　锐）

10. 如何防止社区**直饮水**
变"毒"水

社区直饮水通常指在居住小区等住房较为密集处安装的直饮水机，也包括放置在城乡社区或企事业单位的水质净化、供水一体化净水设备，这些设施可 24 小时为用户提供直饮水。

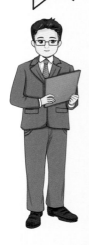

为了防止社区直饮水变"毒"水，应建立完善的直饮水处理系统，有效去除水中的杂质、细菌、病毒等有害物质，保证直饮水的水质。相关部门应该加强对水源地的监管，控制污染源的排放，保证水源地的生态环境健康；监管部门应加强水质监测，及时发现和处理水质问题，保证直饮水达到国家饮用水标准；相关部门应该定期对管道进行维护和检修，及时发现和修复管道的漏点、损坏等问题，保证直饮水的输送安全；定期更换滤芯和活性炭，更换频率取决于使用情况和设备制造商的建议；定期清洁直饮水设备，定期检查设备的运行状况，及早发现设备故障，保证直饮水安全；推广使用节水器具，减少直饮水浪费，减轻直饮水系统的负荷；增强公众的环保意识和节约用水意识，共同保护水资源和环境。

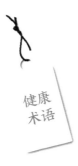

直饮水

直饮水是指市政自来水经过特殊工艺深度处理净化后，再经臭氧混合后密封于容器中且不含任何添加物，再通过紫外线灭菌使水质达到国家饮用水标准，然后经过变频泵利用食品级独立管道直接输送到每个饮用点，让人放心使用的优质并且可以直接饮用的水。

（王　伟　陈　锐）

关键词

直饮水　水质　污染

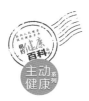

11. 关于**自来水**，您了解多少

自来水是指通过自来水处理厂净化、消毒后生产出来的符合国家饮用水标准的供人们生活、生产使用的水。

关键词

自来水 净化 水垢

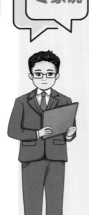

专家说

自来水的来源主要是河流、湖泊、地下水、水库等自然水源，经过自来水厂的加工处理后供居民使用；自来水的处理过程包括预处理、混凝沉淀、过滤、消毒等环节，目的是去除水中的杂质、细菌、病毒等有害物质，保证水质安全；为了保证自来水的质量，还需要定期进行水质监测和维护，及时发现和处理水质问题，并对自来水管网进行定期维护和检修，保证自来水输送过程安全。使用自来水时，需要注意避免自来水被污染，特别是避免二次污染。

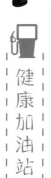

健康加油站

自来水烧开后水垢特别多，不仅有白色沉淀，表面还会有一层米糠般的白色漂浮物，会不会有安全隐患？

天然水通常是有硬度的，主要是因为其中含有一定的矿物质，主要以碳酸氢钙和碳酸氢镁的形式溶于水中，加热后就会变成碳酸钙和碳酸镁，形成不溶于水的白色沉淀，也叫水垢。GB 5749—2022《生活饮用水卫生标准》规定，饮用水总硬度的限值为450mg/L。

一般来说，自来水烧开后形成的水垢不会对人体健康造成直接危害。如果水垢过多或水垢中含有有害物质，可能会对人体健康产生负面影响。建议定期去除积累的水垢和沉淀物，可使用过滤器或净水器等设备减少水垢和其他杂质。

（王　伟）

关键词

自来水　水源　管道

12. **自来水变黄**是怎么回事

人们印象中的自来水应该是透明、无色、无异味的，这样的状态才能让大家放心使用。因此，自来水一旦变了色就会引起大家的恐慌。那么，自来水变黄可能是什么原因呢？

自来水变黄可能由多种因素引起。常见原因有管道老化、管道维护不当、水源污染、管道内壁腐蚀、氯含量过高、二次供水问题等。管道老化或长时间未清理，可能导致细菌滋生、铁锈或沉积物形成，从而影响水质，使水变黄。管道的定期清理和维护对于保证水质非常重要，如果家中的水管已经使用了很长时间，可以考虑更换新的水管。如果水源受到污染，或者水处理过程中出现问题，也可能导致水变黄。一些水处理设施会向水中添加氯以进行消毒，如果氯含量过高，可能会与水中的矿物质发生反应，导致水变黄。在一些高层小区，会有二次供水设施，如果这些设施管理不规范或长期未清洗消毒，也可能导致水变黄。普通居民往往较难分辨水变黄的原因，遇到这种情况时，可以咨询当地的水务部门或水质检测机构。

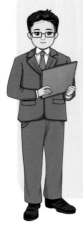

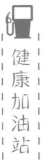
健康加油站

　　遇到自来水变黄，要尽可能从根本上查找原因。如果是因为周边小区管道施工等导致的自来水变黄，可将水龙头打开，多放一会儿水，杂质经过水管逐渐流出，水质会很快恢复；水箱、水池清洁不到位和管道老化等问题，则应该请专业人员来解决。

（王　伟）

13. 如何选择**瓶装水**

　　瓶装水是指使用塑料或玻璃等容器包装的饮用水，通常通过超市、便利店等零售渠道销售。瓶装水通常包括矿泉水、纯净水、天然水等不同类型，其水源地和成分各不相同。

选择瓶装水时，应关注瓶装水的标签，了解其水质，观察其外观，了解其价格及品牌信誉等。在标签上可以查看执行标准是包装饮用水还是饮用天然矿泉水，标识是配料表还是成分表，有配料表的是包装饮用水，只有成分表的是天然矿泉水。查看溶解性总固体指标，该值越高，水的矿物质含量越高。溶解性总固体指标较低的水适合泡茶、冲咖啡等，该指标较高的水适合直接饮用。瓶装水的水质非常重要，选择时要仔细查看水质信息，如生产日期、保质期、水质量检测报告等，对于标注了"天然矿泉水"字样的瓶装水，可以特别关注其矿物质含量等信息。购买瓶装水时要仔细查看瓶子的外观，包括瓶型、颜色、包装等，以保证所购买的瓶装水符合自己的需求。不同品牌和种类的瓶装水价格各不相同，消费者可以根据自己的需求和经济能力选择适合的产品，可以通过了解品牌的历史、口碑、质量等信息来评估产品的可靠性。

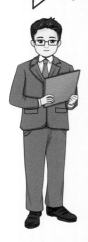

关键词

瓶装水　矿物质

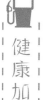

健康加油站

一般瓶装水的瓶身上都标明有贮存条件，如避免阳光直接照射及高温，但日常生活中很容易被忽视。如天热时车内温度较高，长期把瓶装水存储于高温环境中，超出了饮用水贮存的安全界限，长期饮用可能影响身体健康。

（王　伟）

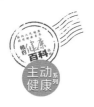

14. 如何防止
自来水系统被污染

关键词

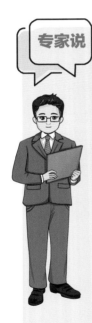

水质监测　水源地　节约用水

防止自来水系统被污染是指通过采取一系列措施，确保给水系统的水源、输水管网以及用户用水过程中自来水不受污染，保证供水的安全、健康。

专家说

防止自来水系统被污染的措施主要包括建立完善的自来水处理系统、加强水质监测、完善管道维护和检修、加强水源地保护、推广节水器具、增强公众意识等。建立自来水处理系统是防止自来水污染的重要措施，该系统包括混凝、沉淀、过滤、消毒等工艺流程，可以有效去除水中的杂质、悬浮物、细菌和病毒等有害物质，保证自来水的水质。水质监测是保证自来水水质的重要手段，相关部门通过对自来水水质进行监测，及时发现和处理水质问题，保证自来水达到国家饮用水标准。自来水的管道是防止污染的重要环节，相关部门应定期对管道进行维护和检修，及时发现和修复管道的漏点、损坏等问题，特别注意防止污水"虹吸"进入市政自来水管网，保证自来水的输送安全。水源地是自来水的重要来源，相关部门应对水源地进行监管，控制污染源的排放，保证水源地的生态环境健康。使用节水器具可以减少自来水的浪费，减轻自来水系统的负荷，减少水中的杂质和污染物，保证自来水的水质。公众是自来水的最终用户，应该注意节约用水、不乱扔垃圾、不随意排放污水等，共同保护水资源和环境。

（王　伟）

三

守护
舌尖健康

15. 如何科学**储存食物**

食物的科学储存方法可以大致分为低温储存法、真空密封储存法和通风储存法三种。根据需要储存的食物种类不同，选择不同的储存方法。

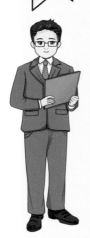

食物的科学储存可以防止食物变质，在日常生活中是十分必要的。对于经过烹饪的食物，应选择低温储存法，抑制微生物的生长和繁殖，较好地保证食物原有的味道。冰箱在低温储存中发挥了重要作用，奶制品、新鲜的水果、蔬菜等，需要放置在保鲜层；生鲜类食品，比如肉类、海鲜类等，则需要放在冷冻室内储存。

茶叶、干果类食物，需要真空密封保存，避免食物与空气、水分等接触，影响口感。玉米和大米等都是易产生黄曲霉菌的食物，在真空条件下霉菌活性很低，对于这类食物，大量购买后需要分装并且抽真空进行保存。

根茎类食物，比如洋葱、土豆、芋头、番薯、莲藕等，冰箱不是最佳保存场所，最好将这些食物放在干爽的纸箱里，然后置于阴凉背光的地方保存。

冰箱作为常用的食物储存工具，有以下几点注意事项。

（1）生熟食物分开放。生食及熟食的存放时间以及温度有不同的要求。

（2）食物不宜过满。过多的食物堆放在一起，容易导致食物间细菌的滋生，因此要留有一定的空隙，使得冰箱内的空气可以流通。

如何正确储存食物

（林怡如）

16. 如何判断食物已经变质

味道是判断食物是否变质的重要指标，当出现哈喇味、腐臭味、酸味、霉味等刺激性气味的时候，代表食物变质，不能食用。另外，如果食物表面出现了霉菌，也代表食物变质，同样不能食用。

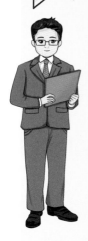

　　新鲜的食物放置时间过长或储存不当，就有可能发生腐败、变质，失去食用价值，甚至还会导致食物中毒。变质的食物往往会通过产生不同的气味来传递"请勿食用"的信号。碳水化合物容易在酶的作用下发酵变酸，变质后主要产生酸臭味，例如米饭、蔬菜、水果等；干燥的食物在阴暗潮湿的环境中会发霉变质，从而产生霉味；富含蛋白质的食物变质后会因为蛋白质的分解而产生腐臭味，常见的肉、蛋、奶变质后，都会产生上述味道；富含脂肪的食物被氧化后会出现哈喇味，生活中常见的食用油因为储存不当就会出现哈喇味。

关键词

变质　霉菌　腐败

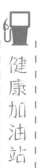

健康加油站

误区：冰箱里的食物不会变质

　　很多人把冰箱当成家里的"食品消毒柜"，认为存放在冰箱里的食品是卫生的、不会变质的。蔬菜、水果是冰箱里的常见食物，含有丰富的水分及酶类，但两种食物一起储存时，会出现细菌"交叉感染"的情况。这是因为在温度和湿度适宜的情况下，酶催化营养物质发生化学变化，而这些变化会导致食物腐败变质。因此，冰箱内储存的食物也要尽快食用。

（林怡如）

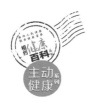

17. 小吃摊存在哪些食品安全隐患

小吃摊在进货渠道、食品储存、加工以及销售四个环节存在安全隐患。小吃摊食品安全隐患的控制和消除需要市场监管部门的介入，同时消费者在购买时也应提高警惕，从而避免食品安全问题带来的健康危害。

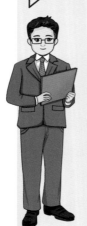

专家说

小吃摊的食品进货渠道往往不清晰，食品来源不能保证，甚至可能存在假冒伪劣食品。

食品的储存环境是保证食品安全的重要一环。小吃摊因空间、条件的局限性，很难保证食物储存的适宜温度，导致细菌滋生，污染食品。

食品在加工过程中，烹饪时间、温度等因素都会影响食品的质量，个别小吃摊由于经营者缺乏相应知识而出现一些食品安全隐患。

食品的销售是保证食品安全的最后一个环节，小吃摊往往不会标注食品的制作时间、保质期等重要信息。

为保证食品安全，市场监管部门应严格执行相应制度，对食品相关从业人员进行健康管理及相关培训。作为消费者，应在购买包装食品时，关注食品产地、生产日期、保质期等重要信息。

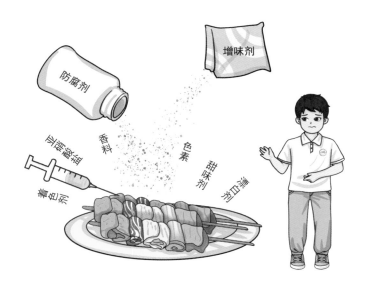

（林怡如）

18. 如何防范社区团购、网购中的食品安全隐患

对于社区团购、网购中存在的食品安全隐患，一方面需要市场监管部门加强监管，规范社区团购的购买渠道、经营方式等；另一方面需要居民在购买时认真了解食品产地、生产日期、保质期等重要信息，从而减少食品安全隐患。

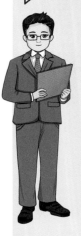

社区团购 网购 食品安全

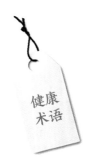

健康术语

社区团购是随着移动电商快速发展、城市居民社区化而兴起的一种较新颖的团购模式，被称为社区团购 O2O 新零售，是基于小区、写字楼等居民生活场所，通过微信群与社区居民进行互动、开团销售，把相同小区人群的日常所需商品交由平台、商家、团长、平台配送员集中管理运营的一种新型社区消费模式。

社区团购和网购在方便居民的同时，也存在一定的食品安全隐患。参加社区团购的居民在购买时，需要了解发起对象是否可靠、进货渠道是否安全、货源是否有保障。

在网购时，居民需要对食品的产地、发货地进行充分了解，还应对店铺是否具备销售食品的资质进行确认。在收到货物后，应第一时间检查外包装是否出现破损、食品是否在保质期内等。

食品安全

食品安全是指食品无毒、无害，符合应有的营养要求，对人体健康不造成任何急性、亚急性或者慢性危害。食品安全既包括生产安全，也包括经营安全；既包括结果安全，也包括过程安全；既包括现实安全，也包括未来安全。

（林怡如）

19. **食品安全的**这些**误区**，
您知道吗

不含防腐剂的食品就是纯天然的，甘蔗出现红芯也一样能吃，自制白酒养生又健康，无食品添加剂的食品才安全，其实这些都是食品安全的误区。

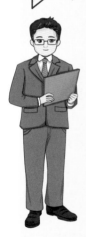

食品安全的误区，在现实生活中有很多。比如没有防腐剂的食品就是健康的吗？答案是否定的。对于生产、销售周期较长的食品，如果不使用防腐剂，很容易由于高温或者接触空气出现细菌滋生，从而导致食物发霉、变质，对健康产生危害。如果食品中添加的防腐剂符合国家标准，这类防腐剂经过了安全性实验，规范使用不会影响人体健康。

甘蔗出现红芯是霉变的表现。红芯甘蔗中含有神经毒素，如果摄入量大，会导致神经系统损伤，因此，红芯甘蔗是不能食用的。

自制白酒是民间一种常见的现象，但在自酿白酒的过程中，容易出现操作不规范、卫生安全不达标、杀菌不彻底等情况，容易滋生细菌甚至混入其他对人体有害的致病菌，饮用后对身体健康产生危害。同时，自酿白酒也无法检测甲醛的含量，容易出现甲醛超标的情况，甲醛超标的白酒是不能饮用的。因此如果饮酒，建议购买正规厂家生产的白酒，不要盲目酿酒。

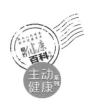

关键词

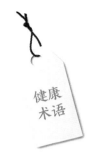

健康术语

贩卖　制售　野生动物

食品添加剂

食品添加剂是指为改善食品的感观性状（色、香、味）和食品质量所添加的天然或人工合成的化学物质。在成人食品中，可以根据我国的卫生标准添加食品添加剂。世界卫生组织及各国都规定，在婴幼儿食品中不得添加食品添加剂，儿童食品中也应尽量限制添加糖精、色素、香精等。

（林怡如）

20. 为什么要杜绝
贩卖、制售、
食用野生动物的行为

　　贩卖、制售、食用野生动物是违法行为。贩卖、制售、食用野生动物，不仅会导致某些物种濒临灭绝，还会导致病原微生物的跨界传播，为人类健康带来巨大危害。因此要杜绝上述行为，保护野生动物就是保护我们的家园。

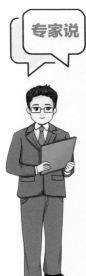

专家说

据统计，有超过 70% 的新发传染病来源于动物，这些病原体本来存在于自然界，但由于人类捕杀、食用野生动物，这些病毒与人类的接触机会大幅增加，并出现从动物到人类的跨界传播，从而引发新发突发传染病，危及公共卫生安全。

食用野生动物不仅会对人体造成危害，还会破坏生态环境的多样性。野生动物是生态系统的重要组成部分，贩卖、制售、食用野生动物的行为，可能导致动物的数量、种群结构等发生变化，甚至出现濒危和灭绝，这些都会破坏生态平衡。

《中华人民共和国野生动物保护法》第三十一条明确规定，禁止食用国家重点保护野生动物和国家保护的有重要生态、科学、社会价值的陆生野生动物以及其他陆生野生动物。禁止以食用为目的猎捕、交易、运输在野外环境自然生长繁殖的前款规定的野生动物。禁止生产、经营使用国家重点保护野生动物及其制品制作的食品。

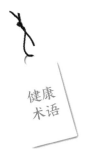

健康术语

野生动物

野生动物在国际上是指所有非人工饲养而生活于自然环境下的动物。学术界一般将野生动物界定为：生存在天然自由状态下，或者来源于天然自由状态的虽然已经短期驯养但还没有产生进化变异的各种动物。

（林怡如）

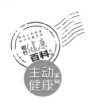

21. 如何正确选择
中医养生茶饮

关键词

中医 茶饮 体质

中医养生茶饮需要根据体质的不同进行选择。根据"王琦中医体质九分法",人的体质可分为平和质、气虚质、阳虚质、阴虚质、痰湿质、湿热质、血瘀质、气郁质、特禀质9种基本类型,不同的体质选择的养生茶饮也是不同的。

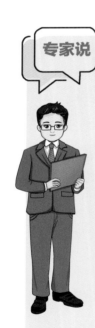

专家说

对于平和质的人,可以选择生姜、大枣、炙甘草进行饮用;气虚质可以选择人参、红芪、白术、防风、甘草进行饮用;阳虚质可以选择人参、红参、干姜、炙甘草进行饮用;阴虚质可以选择西洋参、玉竹、百合、麦冬、生甘草进行饮用;痰湿质可以选择陈皮、茯苓、炒白术、炙甘草、姜竹茹进行饮用;湿热质可以选择茵陈、赤小豆、车前草、茯苓、甘草进行饮用;血瘀质可以选择玫瑰花、红花、川芎、炒山楂进行饮用;气郁质可以选择陈皮、梅花、合欢花进行饮用;特禀质可以选择防风、灵芝、乌梅、甘草进行饮用。

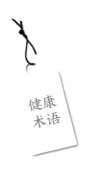

关键词

减肥食品　误区

健康术语

中药代茶饮

中药代茶饮，指用中草药与茶叶配用，或以中草药（单味或复方）代茶冲泡、煎煮，然后像茶一样饮用。中药代茶饮为我国的传统剂型，是在中医理、法、方、药理论原则指导下，依据辨证与辨病相结合对病情的判断，为防治疾病、病后调理或仅为养生保健而组方选药，与茶叶（或不含茶叶）合制而成的剂型。

（林怡如）

22. 减肥食品的"坑"
您踩过吗

许多人认为全麦面包肯定是减肥食品，多吃酸奶、水果有助于减肥等，其实这些想法都不正确。这些食品有可能添加了多种糖分，或者其本身热量就不低，经常食用并不能达到减肥的目的。

全麦面粉相较于普通面粉多了麸皮和胚芽，由全麦面粉加工而成的面包富含膳食纤维，但现在市面上销售的全麦面包，有的还是会添加许多糖分，对于减肥的人群十分"不友好"，因此要关注食品营养标签，

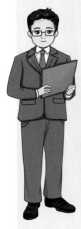

减肥期间建议减少含糖量高的食物摄入。

酸奶因其富含多种益生菌，可以调节肠道菌群，具有助消化的作用，许多人认为酸奶可以很好地减肥。但市售的酸奶为了丰富口感，会加入糖浆，普通酸奶的糖分添加量为6%~7%，过量摄入这类酸奶会导致热量超标，无法达到减肥的效果。

苏打饼干常被减肥者作为下午茶代替点心，但苏打饼干油脂含量较高，一般市售的苏打饼干，油脂含量为30%~50%，因此在选择苏打饼干时，也需要关注食品营养标签上的脂肪含量。

多吃水果并不能减肥，相反，还会有增肥的可能。许多水果的热量并不低，比如一根香蕉大约120kcal，一个杧果大约240kcal，榴梿的热量更高，100g榴梿就含150kcal。因此，水果也要适量摄入。

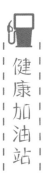

健康加油站

减肥期间，在选择预包装食品时，应关注食品营养标签。脂肪含量高的食品尽量少吃，碳水化合物也要减少摄入，而蛋白质一定要保证。

（林怡如）

四

垃圾分类
进万家

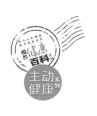

23. 如何保障**垃圾分类**
持续科学有效

垃圾分类应该是一个长期、系统性的过程，需要科学性和有效性的双重保障。只有在实施垃圾分类的过程中采用持续、科学、有效的方法，才能可持续发展，从而提高经济效益，改善环境质量，有利于人类健康。

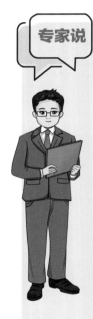

专家说

垃圾分类是每个人都可以参与的环保举措，对于保护环境和维护人类健康具有重要意义。应建立科学的分类标准并提供有效的分类指导和工具，以降低误分类的风险；建立监督和反馈机制，健全法律法规支持，通过定期的反馈和评估，及时调整和持续改进垃圾分类政策；同时努力推动技术创新，例如智能垃圾桶、垃圾分类识别技术等，提高垃圾分类的效率和便捷性；还要积极开展广泛的宣传和教育活动，提高公众对垃圾分类的认识和重视程度，可以通过各种媒体和教育机构，向居民普及垃圾分类的重要性、方法和效果，激发公众的环保意识。

垃圾分类需要在整个社会层面进行推广和实施，需要综合考虑社会、政府、企业和个人的角色，才能保障垃圾分类的持续科学有效。

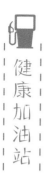

健康加油站

　　垃圾分类的五个环节包括：分类、收集、运输、处理和回收利用。可回收物主要包括废纸、塑料、玻璃、金属和布料五大类。

（骞　芳　高　荣）

24. 什么是垃圾的**二次污染**

　　垃圾的二次污染指在垃圾处理过程中或垃圾场中，由于不当的焚烧、填埋处理方式或管理不善，导致垃圾产生新的污染问题。通常需要采取综合的管理策略，减少垃圾的二次污染。

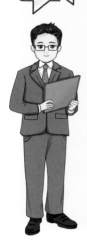

　　导致垃圾二次污染的情况很多，这种二次污染对环境和健康会产生很多不利影响。在环境保护方面，二次污染会直接对生态系统和野生动植物构成威胁，也会影响自然景观。在公共健康方面，二次污染产生的有害物质可能对居民的健康产生负面影响，例如，垃圾处理厂附近的有毒废物渗漏可能导致水源污染，威胁饮用水安全。在可持续发展方面，垃圾二次污染是影响可持续废物管理的关键部分。

　　垃圾的二次污染是可防可控的。为减少垃圾的二

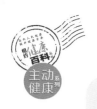

次污染，需要采取综合的废弃物管理策略，包括垃圾分类、合理填埋、科学焚烧和垃圾场管理等。可持续废物管理有助于延长垃圾填埋场和垃圾焚化设施的使用寿命，减少对自然资源的需求，同时也有助于减少温室气体的排放。此外，推广可回收物的再利用、减少对环境的负面影响、增强个人的环保意识也对减少垃圾的二次污染非常重要。

健康加油站

垃圾减量是减少垃圾二次污染的重要措施之一，需要在产品设计、制造、流通和消费过程中采用合理措施减少废物量，如避免过度包装、净菜进城、最大限度减少一次性筷子使用等。

（骞　芳　高　荣）

25. 随意**焚烧垃圾**
对**健康**有哪些不利影响

　　焚烧垃圾是一种废弃物处理方法。专业的焚烧系统包括炉体、燃烧室、出烟口、出渣装置、进风系统、烟气处理装置、微电脑等设备，可使垃圾在高温下进行充分燃烧，将有机物质转化为灰烬，同时释放能量和处理其他有害物质。在焚烧垃圾时，必须采取专业的技术和管理措施，才能避免或减少有害物质污染环境，对人体健康造成不利影响。

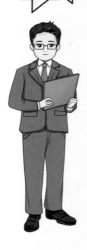

专家说

　　垃圾焚烧有科学的技术和严格的管理措施，随意焚烧垃圾会对健康产生许多不利影响。焚烧垃圾释放的有害气体及细颗粒物（$PM_{2.5}$ 和 PM_{10}），对人体的呼吸系统和心血管系统有害；垃圾中可能含有危险废物、重金属、塑料等有毒物质，如焚烧这些垃圾会释放出有害气体，对人体健康产生极大危害；垃圾焚烧会产生硫化氢、氨等刺激性气体，这些臭气不仅影响周围居民的生活质量，还可能对呼吸系统和眼睛产生刺激作用；焚烧垃圾释放的废渣中可能包含有毒物质，这些物质一旦未经妥善处理渗透到土壤中，流入水体，人体摄入后将严重影响健康甚至危及生命。

　　综上所述，随意焚烧垃圾会对人体健康造成极大危害，为了减少这些不利影响，采用科学的垃圾处理方式、合理设计和运行焚烧设备至关重要。

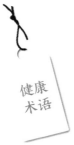

健康术语

垃圾焚烧

　　垃圾焚烧是一种通过高温将垃圾转化为热能、减少体积和重量的处理方式。对于分类收集的可燃性垃圾，经过焚烧处理后，其体积甚至可缩小 90%。

（骞 芳 高 荣）

焚烧垃圾 健康

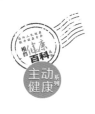

26. **特殊垃圾**如何**处理**
才能不影响健康

特殊垃圾通常是指那些由于成分或性质与一般生活垃圾不同，可能包含有害物质，需要特殊处理的废物。需要采取正确、科学的处理方法，才能减少特殊垃圾对健康的影响。

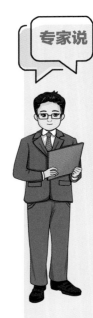

专家说

生活中常见的特殊垃圾类型主要包括：①电子废物，如废弃的电脑、电视等电子设备；②药物废物，如过期或不需要的药物；③建筑和装修废弃物，如拆除的建筑物、装修废弃材料等；④化学品和危险废物，如废弃的化学品等有毒、有害物质；⑤医疗垃圾，如医疗机构产生的具有传染性或危险性的废弃物。

应鼓励居民从源头上尽量减少特殊垃圾的产生，例如按需购买药品，减少不必要的过期药品；将电子废弃物尽量回收利用，在许多地方已设置专门的电子废弃物回收站；将过期或不需要的药物送到监督管理部门认定的机构进行回收并安全处理；将化学品垃圾交给专业的废弃物处理机构，确保其按照规定安全处理。

误区：手机、移动硬盘等小型电子产品可以随意丢弃

　　小型电子产品也不应该随意丢弃。它们可能包含有毒有害的物质，在处理不当的情况下可能对环境造成严重污染；电子产品中还可能包含许多可回收的材料，随意丢弃电子产品会导致这些宝贵资源的浪费；许多电子产品中存储着个人和敏感的信息，随意丢弃这些设备可能导致信息泄露，对个人隐私构成威胁。

（骞　芳　高　荣）

五

卫生厕所
增福祉

27. 为什么要在城乡推行"厕所革命"

"厕所革命"是对厕所进行改造的一系列举措。"厕所革命"不仅是对必备生活设施的改造，更是一场城乡居民卫生习惯和生活方式的变革。

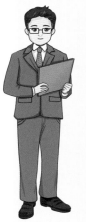

厕所是衡量文明的重要标志，改善厕所卫生状况直接关系到国民健康和环境状况。20 世纪 90 年代，我国将农村改厕工作纳入国家政策文件中，在农村掀起了一场轰轰烈烈的"厕所革命"，对厕所质量的要求不断提高，公厕的配套设施也不断完善。

现阶段，城乡居民生活水平差距较大，不仅体现在收入上，也体现在生活环境上，农村厕所是一大短板。厕所不卫生、不方便成为当前农村居民生活质量不高的突出表现，也是不少长期生活在城市的农村人不愿回农村、城里人不愿去农村的重要影响因素之一。同时，厕所环境的脏乱差是农村居住环境中蚊蝇滋生、传染病传播的重要原因，也是水环境污染的主要来源之一。补上这块短板，解决好这件农村居民的"烦心事"，把乡村建设成令人向往的美好家园，对于提升农村居民的获得感和幸福感、促进农村健康发展具有重要意义。

关键词

厕所革命 文明 健康

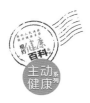

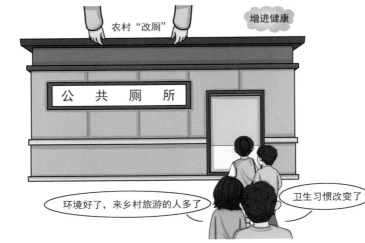

（王　芳）

28. 什么是**卫生厕所**

　　卫生厕所是指厕所、厕位有墙、有顶、有门，清洁、基本无臭味，粪便暂存或处理设施无渗漏、无粪便暴露、无蝇蛆，粪便经就地处理或异地集中处理后能有效降低粪便中生物性致病因子的传染性，达到粪便无害化卫生要求的厕所。

　　卫生厕所采用科学的处理技术，可以有效防止粪便和尿液对环境、水源和人体健康造成危害。城市公共厕所的设计可遵循行业标准。在农村地区，实施无害化卫生厕所改造，可以有效控制肠道传染病和媒介

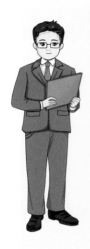

生物性疾病的发生与流行。卫生厕所不但清洁、卫生，而且排泄后无须人工清理，不需要频繁进行消毒，节约了人力和物力成本。卫生厕所的管理应建立科学的制度和流程，加强清洁、消毒和维护工作。

卫生厕所在建设与管理方面需要有相应的政策支持，政府应加大对卫生厕所建设和改造的资金投入和政策支持力度。通过广泛的宣传教育，提高公众对卫生厕所的认识和使用意识。卫生厕所的建设和布局应考虑人口密集度、行人流量、地形地貌等因素。

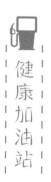

健康加油站

粪便中含有很多对人体健康有害的病原体，因此加强卫生厕所的日常管护、确保粪便无害化十分重要。对肠道传染病确诊患者或疑似患者使用过的厕所，要按照相关部门要求进行消毒处理。

（王　芳）

29. 什么是第三卫生间

第三卫生间是指在厕所中专门设置的、供行为障碍者或协助行动不能自理的亲人（尤其是异性）使用的卫生间，如女儿协助父亲、儿子协助母亲、母亲协助小男孩、父亲协助小女孩等。第三卫生间内一

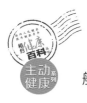

般有独立结构，并配有适用于残疾人的设施。

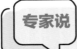

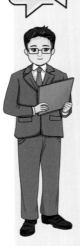

2016 年，住房城乡建设部和国家旅游局先后提出建设"第三卫生间"，并明确了建设标准。第三卫生间的门、便器、安全抓手、洗手池、挂衣钩、呼叫按钮等设施应符合《无障碍设计规范》（GB 50763）的规定；位置宜靠近公共厕所入口，应方便行动不便者进入，轮椅回转直径不应小于 1.50m；内部设施应包括成人坐便位、儿童坐便位、儿童小便位、成人洗手盆、儿童洗手盆、有婴儿台功能的多功能台、儿童安全座椅、安全抓杆、挂衣钩和呼叫器；使用面积宜不小于 6.5m²；地面应防滑、不积水；多功能台和儿童安全座椅宜可折叠，儿童安全座椅离地高度宜为 300mm。

在人流量密集的商业区，比如商场、公园、旅游景点等公共场所，一般都有第三卫生间。第三卫生间着力解决了父母单独带孩子出门时可能面临的现实难题，或者需要照顾的老年人和残疾人的实际需要，可以保护残疾人如厕时的隐私问题。

健康加油站

第三卫生间的推广是对过去公共厕所短板的一种回应。一方面，它代表着公共服务延伸到了以往容易被忽视的地方，体现了社会治理思维的务实化；另一方面，普及第三卫生间在提升人们如厕体验的同时，也有利于培养文明如厕的习惯。

（王　芳）

30. 您知道**无障碍卫生间**与**老年厕位**有哪些不同吗

无障碍卫生间通常设置在机场、车站、医院、公园、养老院等公共场所，在卫生间区域专门设立无障碍卫生间。无障碍卫生间为不分性别的独立卫生间，配备专门的无障碍设施。老年厕位为单间设置，分性别设置，内部设有带标准扶手架的坐便器，老年厕位应安排在靠近公共厕所的进门处。

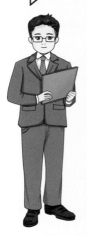

无障碍卫生间一般会有特殊的配置，比如方便残疾人开启的门、专用的洁具以及安全扶手。为了给上厕所的人提供方便，无障碍卫生间的门宽一般不低于80cm，这样的宽度设置是为了方便坐轮椅的人士出入。除此之外，无障碍卫生间也会使用可推拉的移动门，并且在门上装有横向拉手，方便坐轮椅人士开关。无障碍卫生间内的男士小便器是低于正常高度的小便器，坐便器使用隐藏式的坐便器，高度只有45cm，同时还配有呼叫器。

老年厕位要求配备坐便器。弯腰和下蹲等动作对于老年人有些困难，使用蹲便时，身体的大部分重量落在腿部和膝盖，老年人膝盖脆弱，难以承受很大的压力，因此老年厕位必须配置坐便器。此外，老年厕

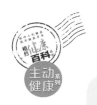

位还需要安装全方位的扶手，方便老年人如厕后借助外力起身。对于活动极不方便的老年人，推荐使用无障碍卫生间，空间及活动范围相对老年厕位更大。

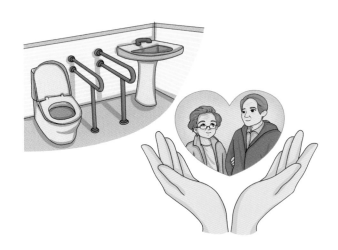

（林怡如）

31. 使用**公共厕所**的**坐便器**会**传染疾病**吗

　　一般来说，使用公共厕所的坐便器是不会传染疾病的。但是，如果皮肤出现破损或者公共厕所的坐便器上有残留的尿液、粪便，也不排除发生细菌、病毒感染的可能。

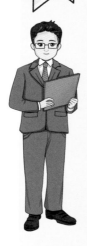

许多人在使用公共厕所时，都会担心被传染性病或皮肤病，如梅毒、淋病、艾滋病、尖锐湿疣等，特别是女性。理论上的确有被传染疾病的可能，但前提是需要满足疾病传播的基本条件，即传染源、传播途径、易感人群三个关键因素。性病的传播途径主要是性传播、血液传播、母婴垂直传播等，间接感染的概率很小，且此类病毒离开人体后在常温下的生存概率很小，所以通过公共厕所坐便器传播传染病的可能性非常低。

有坐便器的公共厕所应提供一次性马桶坐垫纸，省去消毒、擦拭的流程，且可以融化于水中，不堵塞马桶，用后可以直接冲水，方便卫生。如没有提供一次性马桶坐垫纸，也可以自行携带消毒湿巾，在使用坐便器前先对坐便器进行充分擦拭、消毒。如厕后也要再次消毒坐便圈，方便其他人使用。

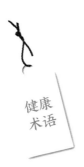

健康术语

传染病

传染病是由各种病原体引起的能在人与人、动物与动物或人与动物之间相互传播的一类疾病。传染病可以从一个人或其他物种，经过各种途径传染给另一个人或物种。通常这类疾病可通过直接接触已感染个体、感染者的体液及排泄物、被感染者污染的物体等传播，主要传播途径有空气传播、水源传播、食物传播、接触传播、土壤传播、垂直传播、性传播等。

（王　芳）

六

宠物有"家"

32. 为什么**饲养宠物**不能占用社区**公共空间**

居民饲养宠物不能占用社区公共空间、污染环境、妨碍他人生活，这不仅是对饲养宠物的要求，也是居民需要遵守的法律法规。

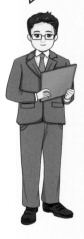

《中华人民共和国民法典》第一千二百五十一条规定，饲养动物应当遵守法律法规，尊重社会公德，不得妨碍他人生活。因此，饲养者需要遵守法律要求。对于饲养宠物严重影响他人正常生活或使他人权利受到侵害的，居民可以要求饲养者承担相应的侵权责任。

除此之外，文明饲养宠物也是文明社会对我们的要求。对于饲养者而言，日常生活中需要对宠物进行训练，防止宠物乱叫扰民，尤其是在休息时段。

宠物跟随饲养者外出时，应主动给宠物佩戴绳索、嘴套等，避免宠物伤人或发生宠物打斗等情况。居民还要做到不带宠物进入社会公共场所以及人群密集的地方。饲养者需要携带小铲子和塑料袋等工具，方便在户外清理宠物的粪便，保持环境的清洁与卫生。

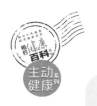

同时，按照宠物防疫的相关规定，要做好宠物登记以及狂犬病等疫苗的预防接种，定期为宠物进行健康检查。日常生活中可以通过宠物的毛发、粪便、精神状态等因素判断宠物的健康状况，在宠物健康状况出现异常时及时就医，防止人兽共患病的发生。

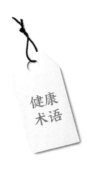

人兽共患病

　　1979 年世界卫生组织和联合国粮食及农业组织将"人畜共患病"这一概念扩大为"人兽共患病"，即人类和脊椎动物之间自然感染与传播的疾病，如狂犬病、炭疽病、布鲁氏菌病、结核病、钩端螺旋体病、沙门氏菌病、弓形虫病等。

（王　芳）

33. 为什么**饲养宠物犬**要进行**登记管理**和实施**犬免疫**

　　饲养宠物犬要进行登记管理，且定期注射疫苗，以保障公共安全和犬只的健康。对宠物犬进行登记管理后，饲养者出远门时可以为宠物犬办理托运与饲养者同行。

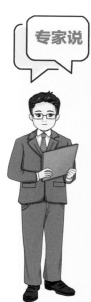

专家说

宠物犬进行登记管理是每个饲养者需要遵守的法律规定。《中华人民共和国动物防疫法》第三十条规定"单位和个人饲养犬只，应当按照规定定期免疫接种狂犬病疫苗，凭动物诊疗机构出具的免疫证明向所在地养犬登记机关申请登记。携带犬只出户的，应当按照规定佩戴犬牌并采取系犬绳等措施，防止犬只伤人、疫病传播。"登记管理可以保障公众的安全，从而维护和谐的社会环境。登记管理还可以监测宠物犬的健康状况，及时发现疫苗接种的不良反应和病情变化，从而进行处理。对于宠物犬管理部门而言，通过登记，还可以对犬只疫情做出有效的预测以及应对措施，防止疫情的扩散和流行。

饲养宠物犬最大的安全隐患就是传播狂犬病，人一旦被犬咬伤或抓伤，就有感染狂犬病毒的风险，在未及时实施阻断措施的情况下，狂犬病的病死率几乎是 100%。接种狂犬病疫苗能够有效阻断狂犬病的传播，对于宠物犬实施犬免疫是十分必要的。宠物犬造成的任何安全事故，一切责任应由养犬人自行负责。

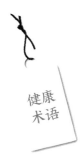

健康术语

狂犬病

狂犬病是狂犬病毒所致的人兽共患急性传染病，多见于犬、猫、野生或流浪的哺乳类肉食动物，人多因被病兽咬伤而感染。狂犬病临床表现为特有的恐水、怕风、咽肌痉挛、进行性瘫痪等，又称恐水症。我国狂犬病病例主要由犬伤所致，约占 90%。狂犬病尚缺乏有效的治疗手段，人患狂犬病后的病死率接近100%，患者一般于 3~6 日内死于呼吸或循环衰竭。

（王 芳）

宠物犬 登记管理 犬免疫

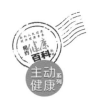

34. 死亡的宠物
如何**处理**才能实现**无害化**

宠物死亡后，不能随意丢弃宠物尸体，这种做法不仅对尸体不尊重，还会导致环境污染。在炎热的环境中，尸体腐烂会导致细菌滋生，因此需要对尸体进行科学处理。饲养者可以选择合适的地点进行土壤掩埋，也可以把宠物的尸体送至动物无害化处理中心，还可以选择宠物专业火化机构进行处理。

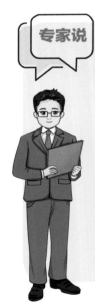

专家说

宠物死亡后可以选择合适的地点进行尸体埋葬，需要在远离市区以及水源的环境进行埋葬。在宠物的尸体上，还应用漂白粉或者生石灰进行覆盖，避免污染环境。掩埋地点、条件的选择比较严格，因此不建议饲养者自行埋葬。饲养者也可以选择将宠物尸体送至专业的宠物火化机构，目前这类机构设施比较完备。此外，可以将宠物送到动物无害化处理中心进行集中处理，这种方式可以避免环境污染以及病原体传播。

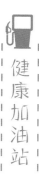

宠物的无害化处理包括焚烧法、填埋法和堆肥法。焚烧法需要在高温焚烧炉以及具备合法资质的机构进行；填埋法需要在远离生活区、水源、养殖区等条件下挖深坑进行宠物尸体填埋；堆肥法是将宠物的尸体放入专业的尸体发酵池中，利用微生物将尸体发酵分解，达到无害化处理的目的。

（王　芳）

关键词

宠物饲养

35. 如何正确饲养宠物

正确地饲养宠物可以确保宠物的健康成长。在食物的选择、喂养的频率、水分的摄入等方面都需要特别注意。此外，日常检查也是非常重要的，可以通过宠物的毛发、排泄物、精神状态等方面，粗略判断宠物的健康状况。

饲养宠物首先要选择正确的食物种类。宠物在生长发育过程中，需要比例均衡的蛋白质、脂肪以及碳水化合物，可以选择专业的宠物粮食进行喂养。除此之外，也需要根据宠物的品种、年龄、体重等因素，计算食物的重量。年幼的宠物需要更小的食物颗粒；年长的宠物则需要控制热量的摄入，避免疾病的发生。

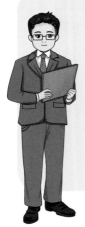

干净的饮用水对于宠物的健康也是至关重要的，可以在家里放置水碗或自动饮水机，供宠物饮用。

糖类、酒精、生冷食物等是宠物的禁忌食品，接触有毒有害的食物也会对宠物的健康造成损害。因此，在保存这些食物时，需要存放在宠物接触不到的地方，以免宠物误食。

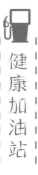

健康加油站

误区一：宠物可以和人类吃一样的饭

宠物不能和人类吃同样的食物。人类的饭菜中含有油、盐等调味料，这些对于宠物的消化系统是很大的负担。

误区二：宠物需要喝牛奶补钙

牛奶的营养价值很高，但不适合宠物饮用。牛奶不易被宠物消化、吸收，可能引起宠物腹泻。可以在食物中增加宠物专用钙片给宠物补钙。

（王　芳）

36. 为什么禁止携带**宠物犬**进入**公共场所**

社区餐厅、超市、康体活动中心等都属于公共场所，需要维护良好的卫生和安全的环境。大部分宠物犬都会出现掉毛、随地大小便的情况，影响公共场所的环境卫生。另外，宠物犬可能会碰到或吓到他人，如果不慎失控，还有可能咬伤、抓伤他人，对公共场所而言有安全隐患。因此，公共场所禁止宠物犬进入。

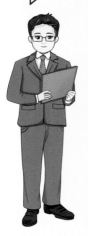

作为一名合格的养犬人，应该进行登记管理并按时完成宠物犬的疫苗接种，出门遛狗时应为其佩戴遛狗绳，回避人群，并随身携带工具，随时清理宠物犬的粪便等。

社区餐厅、商店、康体活动中心等是城市的基础配套设施，其最大的作用就是为市民提供一个公共的活动区域。如果宠物犬进入这些场所，可能会出现随地大小便或者惊吓他人的情况，同时，宠物犬也会随时出现脱毛，不仅污染环境，对于过敏的人群而言，也会引起过敏的发生。另外，宠物犬身上也可能携带一定的病毒、细菌和寄生虫，会给公共场所的人群带来健康和安全威胁。

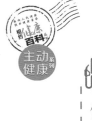

误区：所有的犬类都禁止进入公共场所

警犬、导盲犬等工作犬可以进入以下公共场所，如宾馆、饭店、图书馆、飞机、火车等，而普通的宠物犬是禁止进入的。

（王　芳）

七

社区安全
共维护

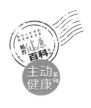

37. 为什么要对公共设施进行维护、维修和安全检查

关键词

公共设施　安全维护

公共设施是指由政府或其他社会组织、机构提供，为满足人群的公共需求而设置于公共环境中，供人使用或享用的公共设备或建筑。定期对社区内的公共设施进行维护、维修和安全检查，是保障设施正常运行、保障居民使用安全和延长设施使用寿命的重要环节，需要政府、经营者和公众共同努力。

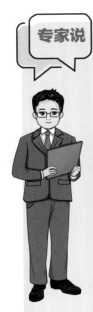

专家说

　　社区公共设施的建设和完善对于提高居民的生活质量、促进经济发展和社会进步起着至关重要的作用。公共设施在使用过程中产生的自然损坏和人为损坏，会导致其使用功能降低或丧失。定期进行检查和维修，不仅可以防止因损坏而产生的安全隐患，还可以延长设施的使用寿命，减少维修成本，对于完善小区服务功能、丰富居民生活、提高幸福指数、提升社区整体形象、促进社区发展具有重要作用。政府应大力宣传社区公共设施建设的意义、目标和成就，进一步增强居民爱护公共设施的意识，不断提升居民对社区管理的参与程度。社区内的公共设施是每位居民的

共有"家当"，居民在享受其带来的便利的同时，也需要遵守公共设施的使用规定，维护公共设施的正常运行和使用秩序。

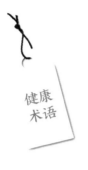

健康术语

安全隐患

安全隐患是指在日常生产过程或社会活动中，由于人的因素、物的变化以及环境的影响等可能产生的各种问题、缺陷、故障、苗头、隐患等不安全因素，具有潜藏性和隐蔽性，如果不及时发现和处理，就有可能引发安全事故，对人员、财产安全等造成威胁。

（张亚兰）

38. 为什么要严禁**高空抛物**

高空抛物是指故意在高空将物品向下抛的行为。高空抛物危及公共安全，不仅易造成人身伤害和财产损失，还会破坏居住环境和邻里氛围，是极度不文明的行为。

专家说

高空抛物是一种人为造成的、严重损害公共安全的自由落体运动，被抛物体在重力的作用下，从相对静止到开始下落，这是一个加速的过程，物体所处的

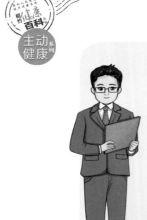

高度越高，最终转化成的动能就越大，对人体的伤害就越大。根据专业实验测算，一枚重30g的鸡蛋从18楼抛下，能砸破人的头骨；从25楼抛下，冲击力足以致人死亡。高空抛物极易造成人身伤亡和财产损失，引发社会矛盾纠纷。从法理上讲，高空抛物已经不是不讲文明的陋习或者恶习这么简单，而是视不特定多数人的生命健康权益为儿戏的危害公共安全行为。因此，需要充分认识到高空抛物行为的社会危害性，不断增强公民的道德素养和文明意识，加强源头治理，完善技术措施，依法惩处构成犯罪的高空抛物行为，有效防范、坚决遏制此类行为的发生。

如何防范高空坠物

（1）观察警示标志：为避免人员伤亡，不少易发生高空坠物的危险地带都放置了高空坠物相关的警示标志，行经有此类标志的地段应多注意。

（2）对高层建筑物保持警惕：路过高层建筑时，应集中注意力，快速通过。高空坠物的轨迹多是抛物线，贴着墙走被砸到的概率相对较低。

（3）恶劣天气时注意周围环境：雨水、大风天气是高空坠物高发的时段，此时应避开墙面老化的建筑、摆有杂物或悬挂物的建筑以及广告牌，以免发生意外。

（4）从自身做起，避免高空抛物：固定或看护好自家高处的物品（如阳台上的花盆、衣物、晾衣架等易被风吹落的物品），定期检查门窗、空调支架、空调格栅等是否松动，勿将拖把、扫把等物品挂放在阳台外或空调机上，以免物品坠落。

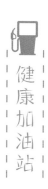

《中华人民共和国民法典》第一千二百五十四条规定："禁止从建筑物中抛掷物品。从建筑物中抛掷物品或者从建筑物上坠落的物品造成他人损害的，由侵权人依法承担侵权责任；经调查难以确定具体侵权人的，除能够证明自己不是侵权人之外，由可能加害的建筑物使用人给予补偿。可能加害的建筑物使用人补偿后，有权向侵权人追偿。"

（张亚兰　李艳艳）

39. 为什么国家全面推进城镇**老旧小区改造**

城镇老旧小区是指城市或县城（城关镇）建成年代较早、失养失修失管、市政配套设施不完善、社区服务设施不健全、居民改造意愿强烈的住宅小区（含单栋住宅楼）。城镇老旧小区改造的内容可分为基础类、完善类、提升类三类。

随着我国城市发展逐渐由增量进入存量时代，城市的有机更新已成必然要求。2020年国务院办公厅印发《关于全面推进城镇老旧小区改造工作的指导意

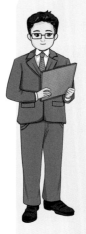

见》，将此项工作列入各级政府的工作日程。这不仅有助于消除老旧小区的隐患，创造优美环境，完善小区功能，提高居住者的生活质量，还能推动惠民生扩内需、推进城市更新和开发建设方式转型、促进经济高质量发展。省级人民政府对本地区城镇老旧小区改造工作负总责；市县级人民政府要落实主体责任，明确项目实施主体，健全管理机制，推进有序实施；居民要积极参与改造方案制定、配合施工、参与监督和后续管理、评价和反馈小区改造效果等。改造资金由政府、居民、社会力量合理共担。

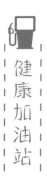

健康加油站

城镇老旧小区三类改造内容

（1）基础类：为满足居民安全需要和基本生活需求的内容，包括供水、供电、供气、供热、道路、消防以及建筑物外墙、楼梯等公共部位的维修。

（2）完善类：为满足居民生活便利需要和改善型生活需求的内容，包括绿化、照明、体育健身设施、加装电梯等。

（3）提升类：为丰富社区服务供给、提升居民生活品质，立足小区及周边实际条件积极推进的内容，包括社区综合服务设施、卫生服务站、幼儿园、便民市场等。

（张亚兰）

40. 如何安全地为
电动自行车充电

电动自行车是指以蓄电池作为辅助能源，具有两个车轮，能实现人力骑行、电动或电助动功能的特种自行车。电动自行车因经济、便捷、环保等特点已成为广大居民短途出行的重要交通工具，但与此同时，电动自行车火灾事故频发，其中 80% 是由充电导致的，电动自行车的充电安全已成为一个突出的问题。

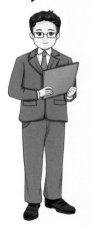

专家说

有研究表明，电动自行车电池一旦短路，30 秒内就会有明火出现，3 分钟内火焰温度可高达 1 200℃，且会产生大量浓烟，其中的有毒气体会以 1m/s 的速度向外扩散。一旦事发地在室内或楼道等比较封闭的空间，成人只要吸入 3~5 口有毒气体就会陷入昏迷，严重时会窒息并死亡。

安全无小事，我们一定要防患于未然，平时就要养成安全充电的好习惯：严格按照指示充电，充电前检查充电器及蓄电池组的电压和容量标称是否相符；按照容量的不同确定充电时长，充满后及时断开电源以防短路；充电最好在白天进行，做到有人看护；充电时把电池和充电器安放在通风良好并且可以调温的环境里，避免车辆存放时有暴晒、淋雨等情况；充电

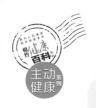

时远离易燃易爆品，以防止电动自行车在起火时引燃附近的物品，造成更大的火灾；切忌室内充电或者飞线充电。目前国家正在大力推进居住社区充电设施的建设安装，加快充换电模式的推广应用。许多社区已经实现了区域电动自行车的集中停放和充电，不仅解决了居民的日常充电难题，还极大地降低了充电引发火灾的安全隐患。

健康加油站

电动自行车所有人或者驾驶人应当定期检修蓄电池的电气线路，防止因电气线路老化、短路等原因引发火灾事故。

（张亚兰）

41. 为什么要对社区居民开展

安全、应急等

培训和演练

对社区居民开展安全、应急等培训和演练，是为了进一步在群众中普及防灾减灾知识，增强居民的防灾减灾意识和自救互救能力，提高居民在紧急情况下应对突发事件的综合能力。

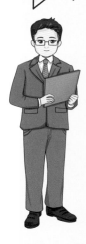

　　防灾减灾与我们的生活息息相关，日常生活中会遇到很多安全隐患和突发事件，比如火灾、煤气泄漏、电线老化、电击、地震等。灾难的发生往往无法预料，但是安全培训和演练不仅可以防患于未然，降低灾害发生的风险，更可以帮助居民在紧急情况下保持冷静，提高自救能力。社区可以通过发放宣传资料、举办讲座、安全知识问答、案例分析和实战演练等多种形式，围绕消防安全、燃气安全、用电安全等内容，使居民认识到火灾的危害，学会如何预防火灾，掌握发生火灾后如何报警、初期火灾的灭火方法、消防器材的正确使用、火情紧急应急处置、火灾应急疏散等常识；掌握"两分钟防范法"，即睡觉前和出门前各拿出一分钟时间，分别检查一次家中的水源、气源、火源和门窗，以防意外事故发生；针对生活中潜在的风险，制定家庭应急计划，包括疏散线路、家人间的联络方式、水电气总开关的位置和关闭程序、老年人儿童的特殊需要、应急药品、食品以及器具的准备等。

关键词

安全应急　培训演练

　　干粉灭火器的使用口诀：一提，二拔，三握，四压。"提"指提起灭火器，右手握住手柄，左手托住灭火器底部，检查灭火器的压力表，确认指针是否处于绿色区域范围，旋转摇动灭火器；"拔"指拔掉安全插销，在使用时，先将灭火器提到起火地点，放下灭火器，拔出保险销；"握"指右手握住手柄，左手紧握启

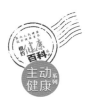

闭阀的压把；"压"指按下压把，按下压把后对准火苗喷射，在室外使用二氧化碳灭火器时应选择上风方向喷射，在室内较小空间中使用时，灭火后应迅速离开，以防窒息。

（张亚兰）

42. 为什么要在易发生**跌落、触电、溺水**等伤害的区域设置**安全标志**和**保护设施**

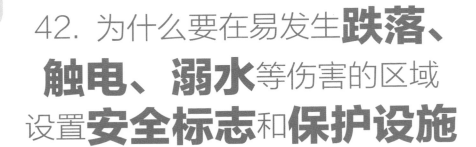

安全标志是用以表达特定安全信息的标志，由图形符号、安全色、几何形状（边框）或文字构成。安全是我们必须关注的永恒主题，而安全标志的作用就是提醒人们注意不安全因素。

　　为了维护和保障公众的安全，应在易发生跌落、触电、溺水等伤害的区域设置安全标志和保护设施。在危险区域设置安全标志和保护设施，能够提醒居民所处场所或周围环境的危险状况，及时采取合理行为预防危险，从而避免事故发生；当危险发生时，能够指示人们尽快逃离，或者指示人们采取正确、有效、

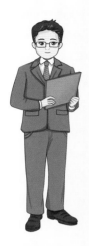

得力的措施，以及通过保护措施对危害加以遏制。在危险区域设置安全标志和保护设施，是提升社区健康治理水平，有效控制社区健康危险因素，减少社区常见健康危害，实现社区治理与人的健康协调发展的重要保障。根据 GB 2894—2008《安全标志及其使用导则》，安全标志类型分为禁止标志（红色）、警告标志（黄色）、指令标志（蓝色）和提示标志（绿色）。多个标志牌在一起设置时，应按警告、禁止、指令、提示类型的顺序，先左后右、先上后下地排列。

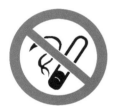

禁止吸烟

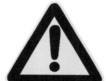

注意安全

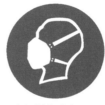

必须佩戴防尘口罩

应急避难场所

健康术语

安全色

GB 2894—2008《安全标志及其使用导则》对安全色的定义是：传递安全信息含义的颜色，包括红、蓝、黄、绿四种颜色。

（张亚兰）

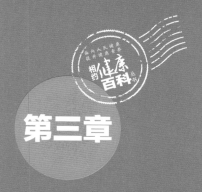

第三章

社区健康文化

一

健康生活

1. 什么是**文明健康绿色环保生活方式**

文明健康绿色环保生活方式是指个人和家庭在日常生活中，以维护健康、保护环境、促进可持续发展为目的，积极采取的一系列行为和习惯，包括讲文明、铸健康、守绿色和重环保 4 个方面。

文明健康绿色环保生活方式包括以下内容。

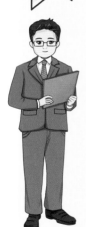

（1）讲文明：树立文明卫生意识，养成勤洗手、常通风、不随地吐痰、不乱扔垃圾、公共场所不吸烟、定期开展卫生大扫除、保持适宜的社交距离、注重咳嗽礼仪、科学佩戴口罩等良好习惯，倡导餐桌文明，推广分餐公筷。

（2）铸健康：培养自主自律的生活方式，注重合理膳食，食物多样搭配，适量摄入油、盐、糖，拒食野生动物。坚持适量运动，保持健康体重。不吸烟，吸烟者及早戒烟，远离二手烟，少饮酒，不酗酒。重视心理健康，保持平和心态。生活规律，充足睡眠。定期体检，及时就医。

（3）守绿色：尊重自然、顺应自然、保护自然，采取低碳、循环、可持续的生产生活方式。主动参与

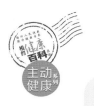

社区和房前屋后绿化、美化、净化，打造绿色整洁的人居环境。

（4）重环保：争做生态环境的保护者、建设者。自觉践行垃圾分类。践行简约适度生活，树立爱粮节粮等意识，拒绝"舌尖上的浪费"。更多使用环保用品，减少一次性餐具和塑料产品的使用。保护野生动物，拒绝购买野生动物制品。

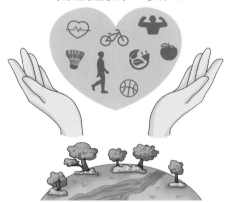

如何践行文明健康绿色环保生活方式

（聂雪琼）

2. 在**居民（村民）公约**中可以纳入哪些**健康内容**

居民（村民）公约中应纳入文明、健康、绿色、环保等理念和要求，倡导公民是自己健康的第一责任人。社区健康公约对提升人群健康素养水平、普及健康生活方式、提高人群健康水平有重要作用。

关键词

居民（村民）公约 健康文化

专家说

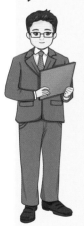

健康事关每个人的幸福生活，提升人群健康水平需要政府、社会、家庭、个人共同努力。城乡社区是人们生活的重要场所，是基层社会治理的"最后一公里"，城乡社区在维护和保障人群健康中承载着重要作用。将文明、健康、绿色、环保等内容纳入居民（村民）公约，有助于在整个社区构建崇尚健康的文化氛围，有助于人们相互帮助、共同维护好大家的健康。

居民（村民）公约的内容可包含文明、健康、绿色、环保的生活理念、生活方式及相关习惯等。居民（村民）公约应根据当地实际情况进行制定，要聚焦社区的主要健康问题及其影响因素，并符合当地的风俗习惯。

居民（村民）公约条目举例

公民是自己健康的第一责任人，应当树立和践行对自己健康负责的理念。

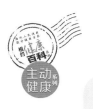

每个人都应当尊重他人的健康权利，不能因为自己的行为损害他人的健康。

主动学习健康知识，树立健康意识。

自觉践行合理膳食、适量运动、戒烟限酒、心理平衡的健康生活方式。

不在公共场所吸烟，尊重他人的健康权益。

主动践行垃圾分类，积极参与社区绿化美化。

家庭成员相互关爱。

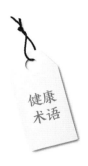

健康素养

健康素养是指个人获取和理解基本健康信息和服务，并运用这些信息和服务作出正确决策，以维护和促进自身健康的能力。健康素养是健康的重要决定因素，提高健康素养是提升全民健康水平最根本、最经济、最有效的措施之一。

健康素养水平

健康素养水平是指具备健康素养的人在监测总人群中所占的比例。计算方法：具备基本健康素养的人数／监测人群总人数 ×100%。健康素养水平是反映经济社会发展水平和人民群众健康水平的一项综合性评价指标。目前，"居民健康素养水平"指标已纳入国家多项考核，成为衡量国家基本公共服务水平和人民群众健康水平的重要指标。2016 年，"居民健康素养水平"成为《"健康中国 2030"规划纲要》13 个主要指标之一。

（聂雪琼）

3. 如何成为**健康家庭**

健康家庭是指家庭成员自觉树立自身健康第一责任人意识，主动学习健康知识和技能，践行文明健康绿色环保生活方式，积极改善家庭环境，促进家庭成员身心和谐健康的家庭。

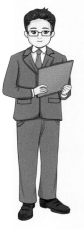

家庭是社会最基本的细胞，家庭为家庭成员提供物质、心理等方面的支持，影响家庭成员的教育程度、经济状况及健康状况。对于个人而言，家庭状况影响个体全生命周期的健康和发展。对于国家而言，家庭健康是实现全民健康的基础。

建设健康家庭，首先要对家庭及家庭成员的健康状况进行评估，对照健康家庭的规范标准，聚焦影响家庭健康的重点问题，制定有针对性的健康家庭计划。其次要动员每个家庭成员积极参与，家庭成员可以共同制定健康计划，一起做饭、户外郊游、看电影等，设定一些共同遵守的家庭规定，培养共同的兴趣爱好等。最后要传承优良的家教家风，家庭成员之间互相关爱，互相尊重，营造温馨、和睦的家庭氛围，遇到家庭矛盾时，要积极沟通、有效解决。

关键词

健康家庭 家教家风

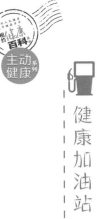

健康家庭建设规范（试行）

第一条 健康家庭建设按照自愿参与的原则开展，通过家庭成员主动学习健康知识和技能，强化自身健康第一责任，践行文明健康绿色环保生活方式，积极改善家庭环境，促进家庭成员身心和谐健康。

第二条 家庭成员讲究个人卫生，勤洗手、早晚刷牙、不共用毛巾和洗漱用品，外出就餐使用公勺公筷，不随地吐痰。

第三条 家庭日常食谱食物多样，以谷类为主，多吃蔬果、奶类、豆类，适量吃鱼、禽、蛋、瘦肉，控制盐、油、糖，少吃烟熏、腌制食品，烹制食物时生熟分开，不食用野生动物，不采食野菌。倡导健康的消费理念，不购买、不消费假冒伪劣食品。践行"光盘行动"。

第四条 家庭成员经常运动，减少久坐，选择适合自己的运动方式，外出优先选择步行、自行车或公共交通等出行方式，作息规律，保证充足睡眠。

第五条 家庭成员不吸烟，吸烟者尽早戒烟，提倡安全性行为，无赌博、酗酒、吸毒等不良行为。

第六条 居室内外环境卫生整洁，室内光线充足、通风良好，根据需要进行居家适老化改造，厕所卫生无异味，垃圾定点分类投放，文明饲养禽畜宠物，积极灭除老鼠、蚊子、苍蝇、蟑螂。

第七条　家中常备体温计、体重秤、血压计等健康自测设备。家庭成员定期进行健康体检，积极签约家庭医生，生病时去正规医疗卫生机构就诊，主动到辖区基层医疗卫生机构建立健康档案。家中的慢性病患者遵医嘱治疗，重视自我健康管理。倡导优生优育，促进儿童早期发展和健康成长。

第八条　家中定期排查水、电、煤气等安全隐患，适量储备应急物品和药品。

第九条　家庭内部经常沟通交流，保持平和心态，正确应对矛盾，及时疏导不良情绪。合理安全使用互联网，避免网络成瘾。控制孩子使用电子屏幕的时间。

第十条　传扬爱老敬老、关爱妇女儿童的家风，关心邻里，支持无偿献血等社会公益活动。

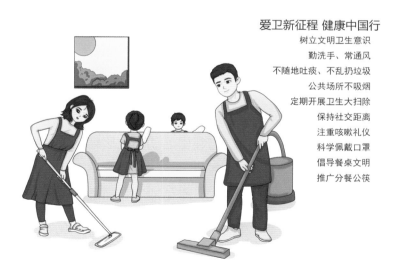

爱卫新征程 健康中国行

树立文明卫生意识

勤洗手、常通风

不随地吐痰、不乱扔垃圾

公共场所不吸烟

定期开展卫生大扫除

保持社交距离

注重咳嗽礼仪

科学佩戴口罩

倡导餐桌文明

推广分餐公筷

（聂雪琼）

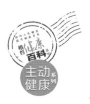

4. 为什么要倡导**健康和谐**的 **邻里关系**

　　健康和谐的邻里关系对个人的心理健康、社会支持、身体健康和安全感都有积极影响。建立和维护健康的邻里关系需要相互尊重、互助和合作，以及建设性地沟通和互动。

专家说

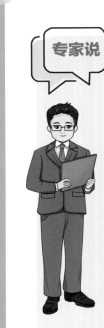

　　构建和谐邻里关系，需要社区和个人共同努力。社区可以通过整合相关资源，改善社区基础设施，建设社区公园、儿童游乐区、健身设施、休息座椅等，为居民提供安全、方便、舒适的环境，提供居民间交流互动的场所；建立社会工作组织、社区志愿者团队等，为居民提供专业化的支持和帮助，促进邻里之间的互助和合作；组织各种活动，如社区聚会、运动比赛、志愿者服务等，促进邻里之间的相互了解和联系。

　　个人应积极参与邻里活动和社区组织，如参加社区会议、志愿者服务等，与邻居建立联系和友谊；尊重和理解邻居的差异，避免冲突和矛盾，并主动寻求解决问题的方法；发挥自己的特长，主动为邻居和社区提供帮助和支持，共同营造和谐的邻里氛围。

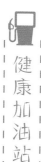

社区是指聚居在一定地域范围内的人们所组成的社会生活共同体，包括城市社区和农村社区。健康村、健康社区建设是落实健康中国行动、推进健康中国建设的重要抓手之一，是"健康细胞"建设的重要内容。坚持党委领导、政府指导、部门协作、街道组织、社会支持、居民参与，通过建设健康环境、优化健康服务、倡导健康文化等，满足社区居民的健康需求，实现社区治理与人的健康协调发展。

（聂雪琼）

5. 怎样才能成为**健康达人**

健康达人是指自觉树立健康意识、主动践行健康行为、积极参与健康管理、善于传播健康理念、具有较大健康影响力的代表人物。

专家说

在社区组织居民（村民）开展健康达人评选活动，能够激发社区居民（村民）的健康意识和维护健康的主动性，营造积极向上的健康文化，传播健康知识，提高居民（村民）的健康素养水平，促进文明健康绿色环保生活方式的形成。成为一名健康达人，不仅对自身的健康大有益处，也能显著提升个人的影响力、成就感，促进个人更好地发展。

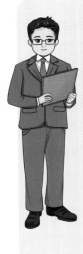

积极参加社区组织的健康达人评选活动，就有希望成为一名被相关部门认可的健康达人。不过，即使无法参加健康达人评选活动，也可以按照健康达人的标准去做，达到维护自身和他人健康的目的。

想要成为一名健康达人，可以重点做好以下两方面：一方面是树立科学的健康观念，增强健康意识，主动学习健康知识与技能，养成健康行为，践行健康生活方式，做自己健康的第一责任人；另一方面是热心健康公益事业，培养沟通能力，积极参加各类健康宣传活动，积极向家人、邻居及公众传播健康知识和理念。

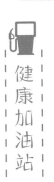

健康加油站

健康达人评选标准（示例）

（1）热爱祖国，热爱人民，拥护中国共产党的领导，具有正确的世界观、人生观和价值观。

（2）身心健康，诚信友善，家庭和睦，人际关系良好。

（3）践行每个人是自己健康的第一责任人理念，具有良好的健康素养，掌握一定的健康知识。

（4）积极践行文明健康绿色环保生活方式，合理膳食、适量运动、戒烟限酒、心理平衡。

（5）热心健康公益事业，积极传播健康知识和理念，具有一定的传播影响力，能够带动他人践行健康生活方式。

（聂雪琼）

二

无烟文化

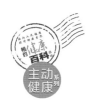

6. 为什么说**烟草**严重**危害健康**

关键词

烟草 健康危害

烟草危害是当今世界最严重的公共卫生问题之一，全球每年因吸烟导致的死亡人数高达 600 万，超过因艾滋病、结核病、疟疾导致的死亡人数之和。我国吸烟人数超过 3 亿，超过 7 亿人遭受二手烟的危害，每年因吸烟相关疾病所致死亡人数超过 100 万。

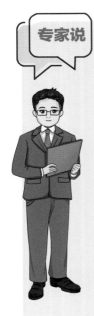

专家说

烟草烟雾中已知的化学物质有 7 000 多种，其中包括 250 种有害物质，致癌物近 70 种。吸烟可以导致肺癌等多种癌症、冠心病、脑卒中、慢性阻塞性肺疾病等疾病。我国吸烟者发生脑卒中的风险是不吸烟者的 2~3.5 倍，男性脑卒中患者中有 90% 以上是吸烟者。此外，吸烟会导致男性精子的退化和勃起功能障碍，长期吸烟是男性性功能障碍的主要原因。吸烟会导致女性皮肤粗糙，加速老化以及骨质疏松，还可导致胎儿早产、死产、低出生体重或缺氧缺血性脑病。研究证明，"低焦油卷烟""中草药卷烟"不能减少吸烟带来的危害。

据估算，长期吸烟者中有一半人死于心脏病、慢性肺病及癌症等吸烟导致的疾病，现在吸烟者中将来会有一半人因吸烟而提早死亡，吸烟者的平均寿命比不吸烟者至少减少 10 年。烟草对人们的健康造成严重危害，然而烟草危害是可防可控的。通过防止吸烟和促使吸烟者戒烟，可以显著降低烟草对人们的危害。

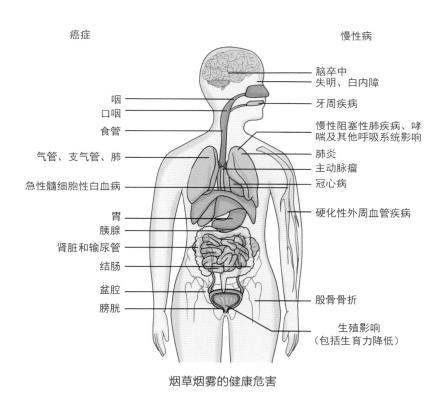

癌症　　　　　　　　　　　　　　慢性病

脑卒中
失明、白内障
牙周疾病
慢性阻塞性肺疾病、哮喘及其他呼吸系统影响
肺炎
主动脉瘤
冠心病
硬化性外周血管疾病
股骨骨折
生殖影响（包括生育力降低）

咽
口咽
食管
气管、支气管、肺
急性髓细胞性白血病
胃
胰腺
肾脏和输尿管
结肠
盆腔
膀胱

烟草烟雾的健康危害

（任学锋）

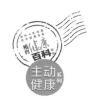

7. 为什么**公共场所禁止吸烟**

关键词

公共场所　禁烟

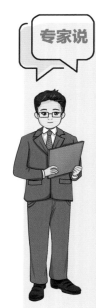

在公共场所吸烟，不仅损害自己的健康，也使其他人因被动吸烟而受到伤害。在法律上，吸烟者侵犯了他人拥有新鲜空气的权利。因此，许多国家和地区积极推进控烟立法，禁止在公共场所吸烟。

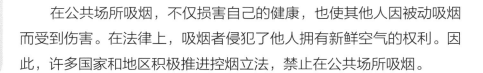

吸烟时，烟雾中的有害物质 1/3 被吸烟者吸收，其余有害物质随烟雾飘逸在空气中，俗称"二手烟"。生活在这种烟雾环境中的人就会被动地吸烟，吸入有害物质，同样可以诱发各种疾病，危害公众健康。在密闭性的人群密集的公共场所吸烟，二手烟造成的危害比较严重。此外，二手烟对妇女、儿童及体弱的老年人危害更大。

在公共场所吸烟也侵犯了他人的权利，吸烟者自己可以吸烟，但如果让周围人被动吸烟，等于侵犯了他人拥有健康的权利；同时因为吸烟污染空气，侵犯了他人拥有新鲜空气的权利。在公共场所吸烟，不仅是法律层面禁止的，也是一种不文明和不道德的行为。许多地方的公共场所控制吸烟条例明确规定，所有室内公共场所一律禁止吸烟，体育、健身场馆的室外观众座席、赛场区域，公共交通工具的室外等候区域等也全面禁止吸烟。为了减少吸烟造成的危害，维护公众的健康权益，大家都应积极劝阻公共场所吸烟行为，创造健康的公共环境，提高社会文明水平。

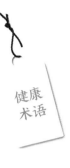

二手烟

二手烟，亦称被动吸烟、环境烟草烟雾，是指由卷烟或其他烟草产品燃烧端释放出的及由吸烟者呼出的烟草烟雾所形成的混合烟雾。二手烟暴露可导致肺癌等恶性肿瘤、冠心病、脑卒中和慢性阻塞性肺疾病等疾病，吸烟者应当尊重他人的健康权益，不当着他人的面吸烟，不在禁止吸烟的场所吸烟。

（任学锋）

8. 为什么要杜绝
烟草广告和促销

烟草制品是一种有害健康的特殊商品，吸烟有害健康已成为共识。对烟草制品的广告宣传、促销活动采取严格控制政策，禁止或限制烟草广告的发布，能够降低烟草在公众中的影响力，进而降低烟草消费，保护公众健康。

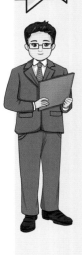

烟草是一种可致命的产品，吸烟与多种严重疾病的发生息息相关，如癌症、心脏病和呼吸系统疾病等。烟草公司通过广告宣传来促进销售，从而维持其利润。然而，这些广告往往忽略了吸烟对健康的负面影响，甚至故意淡化与吸烟相关的风险。禁止烟草广告一方面可以减少公众购买和消费烟草的行为，另一方面也可以减少公众接触到这些误导性信息的机会。禁止烟草广告有助于降低吸烟率，减少吸烟相关疾病的发生。同时，禁止烟草广告也是对青少年的一种保护，避免他们因为受到广告影响而走上吸烟的道路。我国于2005年加入了《烟草控制框架公约》，该公约规定，各缔约方应根据其宪法或宪法原则，广泛禁止一切烟草广告、促销和赞助。《中华人民共和国广告法》第二十二条明确规定："禁止在大众传播媒介或者公共场所、公共交通工具、户外发布烟草广告。禁止向未成年人发送任何形式的烟草广告。"2023年国家市场监督管理总局修订发布了《互联网广告管理办法》，禁止利用互联网发布烟草（含电子烟）广告。

烟草广告是指烟草制品生产者或者经销者发布的，含有烟草企业名称、标志，烟草制品名称、商标、包装、装潢等内容的广告。这种直接介绍商品、服务内容的传统形式烟草广告俗称"硬广告"，当前烟草营销手段已从以往的"硬广告"向"软广告"转变。软广告是指以影视作品、网络软文、文娱或公益活动为载体间接介绍宣传品牌或产品的各类植入性广告或隐性广告。软广告的特点就在一个"软"字，软于无形、绵里藏针，以无声的方式，把品牌、产品及其理念传递给受众，如电视剧中的各种植入式广告，还有通过网络等新媒体传播的软文、图片、视频等。烟草软广告往往以带有一定思想性、知识性和观赏性的内容将烟草与吸烟者的感受自然地渗透到作品、故事情节中，甚至渲染烟草与爱情、友情、亲情之间的关系等，传播烟草信息，美化吸烟行为，提升公众对烟草品牌的认同度。这类软广告具有隐蔽性，很容易渗透到百姓生活的各个细微层面，很容易诱导青少年等特定人群染上吸烟的陋习，因此更应引起公众重视并自觉抵制，配合相关监管部门做好监管工作。

（任学锋）

9. 电子烟对人体有害吗

电子烟含有尼古丁等多种有害物质，使用电子烟并不安全，和吸传统卷烟相比，同样会成瘾，给健康带来危害。

关键词

电子烟 危害

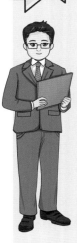

　　电子烟是一种可以产生含有尼古丁的气溶胶供人抽吸的电子传送系统，电子烟液（烟油）主要成分为尼古丁、有机溶剂、食用香精、烟碱、添加剂等。电子烟液经加热后释放的气溶胶，不但含有许多传统卷烟已有的有害物质，还会产生一些传统卷烟不会产生的甲醛、烟碱、亚硝胺、苯等致癌物，且随着电子烟的功率和雾化温度的增加，致癌物质的释放量可能会成倍增长。

　　大量科学研究证据表明，电子烟同样会成瘾，尤其是青少年抽吸后很容易上瘾，影响大脑发育，导致学习障碍和焦虑症。电子烟中的调味剂加热后可增加自由基的释放量，直接刺激人体的呼吸道、鼻腔和口腔黏膜，引起咳嗽、咽炎和咽喉炎等，气溶胶中的2,3-丁二酮可加重呼吸道炎症，严重时还可堵塞小气道，形成"爆米花肺"。长期使用电子烟会增加患慢性阻塞性肺疾病、肺癌、心脏病和脑卒中等疾病的风险，孕妇吸入电子烟会增加婴儿患过敏性哮喘的风险和哮喘的严重程度。电子烟同样存在二手烟危害。电子烟打着"安全无害""不上瘾""能帮助戒烟"等口号，误导许多人特别是青少年抽吸，对人群健康造成严重危害。

误区一：电子烟的危害比传统卷烟小

多项国内外研究证明，电子烟的危害不比传统卷烟小。电子烟相比传统卷烟，对人类免疫系统的抑制更大，显著增加心血管疾病风险，可引发心脏病，添加的香味成分会导致细胞凋亡。吸电子烟会导致呼吸阻力增加，可能造成肺部损伤，烟液接触雾化器加热装置而产生的羰基化合物，如甲醛、乙醛、丙烯醛、乙二醛等，还可能导致多种癌症。

误区二：电子烟的二手烟是安全的

电子烟的二手烟也不安全。电子烟的二手烟是产生颗粒物质（包括细颗粒和超细颗粒）、1,2-丙二醇、某些挥发性有机化合物、某些重金属和尼古丁的新的空气污染源，并不像营销这些制品时常宣称的那样仅仅是"水蒸气"。

误区三：电子烟能够帮助戒烟

大多数使用电子烟戒烟的成年人并不会停止吸烟，而是继续同时使用电子烟和卷烟，导致两种或多种烟草产品的健康危害叠加。世界卫生组织不建议将电子烟作为辅助戒烟工具。因此，无论是健康人群还是吸烟者，都不推荐使用电子烟。如果真的想要戒烟而戒不掉，可以求助医院的戒烟门诊，进行药物治疗或行为咨询干预等。

（任学锋）

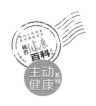

10. **成功戒烟**的秘诀是什么

吸烟成瘾是一种慢性疾病，专业的戒烟帮助可以大幅提高戒烟成功率。戒烟者可以前往戒烟门诊咨询专业医生，接受正规的戒烟行为干预治疗，或拨打戒烟热线进行戒烟咨询。

专家说

烟草中所含的尼古丁是一种生物碱，可与脑内相应的尼古丁受体结合，结合后间接引起脑组织中多巴胺释放增加，由此产生愉悦感和放松感，是吸烟成瘾的原因。减少烟量或停止吸烟，尼古丁浓度迅速降低，多巴胺释放减少，就会产生烦躁、失眠、厌食等所谓的戒断症状。一般情况下，戒断症状可在停止吸烟后数小时开始出现，在戒烟的最初 14 天内表现最强烈，之后逐渐减轻，直至消失。此外，很多吸烟者对烟草产生了一种心理上的依赖，认为吸烟可以提神、解闷、消除疲劳等，所以烟瘾越来越大。戒烟的过程不仅是戒除尼古丁的生理性依赖，也要摆脱吸烟成瘾的心理性依赖，只有两者都摆脱，才能成功戒烟。

虽然戒烟会导致一系列戒断症状，但这些不适都是暂时的。大量研究显示，吸烟者戒烟后，患各种疾病的风险都在下降，戒烟时间越长，死亡和发病风险越低，戒烟获得的健康益处是长期的。

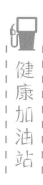

推荐戒烟步骤

下列步骤能帮助您和烟瘾做个"了断"。

（1）重新思考吸烟，认清吸烟的危害，明确戒烟原因，强化戒烟意愿。

（2）扔掉所有烟草制品和吸烟相关的用具。

（3）告知您的家人、朋友和同事您正准备戒烟。

（4）开始延迟每次吸烟的时间。

（5）确定一个戒烟日。

（6）避免他人在自己面前吸烟。

（7）找到适合自己的戒烟方法，考虑是否需要使用戒烟药物以及寻求专业医生的戒烟帮助。

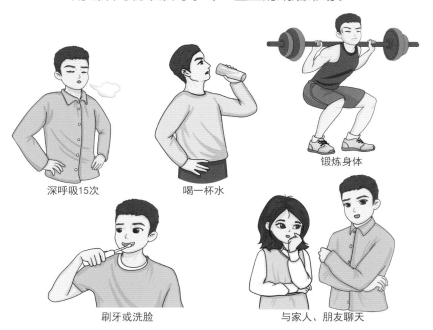

深呼吸15次　　喝一杯水　　锻炼身体

刷牙或洗脸　　与家人、朋友聊天

烟瘾犯了不用慌，五招转移注意力

（任学锋）

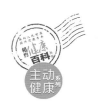

11. 为什么**青少年**要拒吸"**人生第一支烟**"

青少年处在身心发育的重要时期，一旦开始吸烟，极易形成终身吸烟的陋习。青少年自身要成为控烟的主力军，拒绝"人生第一支烟"，成为"不吸烟、我健康、我时尚"的一代新人。

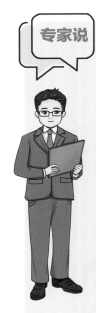

专家说

烟草中含有的尼古丁对脑神经有毒害，会造成记忆力减退、精神不振等，是一种高成瘾性物质，青少年尤其容易对尼古丁和烟草制品成瘾。有关资料表明，吸烟年龄越小，对健康的危害越严重，15岁开始吸烟的吸烟者比25岁以后才开始吸烟的吸烟者死亡风险高55%，比不吸烟者高1倍多。有充分证据表明，电子烟会对青少年的身心健康和成长造成不良后果，同时会诱导青少年使用卷烟。社会、学校、家长等要积极宣传，让青少年认识到吸烟是一个陋习，一个青春阳光、积极向上的孩子是不会吸烟的，不要尝试吸第一支烟，做自己健康的第一责任人。

青少年应当时刻警惕烟草的危害，远离吸烟的人群和环境。如果遇到有人递烟，要学会拒绝。例如说"谢谢！我不会吸烟""我对烟过敏""我抽烟就呕吐"等。

青少年要做不吸烟的新一代

当你好奇，想要尝试吸烟的滋味时，请这么做！

（1）转移对烟草的好奇心和注意力，去做自己感兴趣的事。

（2）离开产生好奇心的环境。

（3）联想吸烟对身心健康的危害，回忆"吸烟者的肺"，从而失去对烟的兴趣。

当周围有人给你递烟或劝你吸烟时，请这么做！

（1）果断拒绝法：有人递烟时，果断地说"对不起，我不会吸烟！"

（2）委婉拒绝法：有人递烟时，委婉地告诉他"我对烟过敏""我抽烟就呕吐""谢谢！我嗓子痛不吸烟""谢谢！我身体不舒服"等。

（3）避开诱惑法：远离吸烟的人群和环境，筑起心理防御的堤坝。

（任学锋）

三

全民健身

12. **合理运动**有什么**好处**

人在运动过程中，身体的结构会随着运动而变化，肌肉、骨骼、内脏得到锻炼，达到增强体质、提高机体抵抗力的效果。运动还可以提高智力、陶冶情操，烦恼和困惑可以在运动中抛弃，愉悦和激情可以在运动中获得。

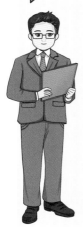

合理的运动可以带来一系列生理和心理上的好处。

生理上，运动是增强体质最积极有效的手段之一：①运动有利于人体骨骼、肌肉的生长，可以增强心肺功能，改善循环系统、呼吸系统、消化系统的功能状况，促进机体生长发育，提高抗病能力，增强适应能力。②运动能改变神经系统的调节功能，提高神经系统对人体活动时错综复杂变化的判断能力，并及时作出协调、准确的反应，使人体适应内外环境的变化、保持机体生命活动的正常进行。③运动可以降低儿童在成年后患心脏病、高血压、糖尿病等疾病的风险。④运动可以降低过早进入衰老期的风险。

心理上：①运动具有调节人体紧张情绪的作用，能改善生理和心理状态，恢复体力和精力。②运动能使疲劳的身体得到积极的休息，使人精力充沛地投入

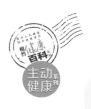

学习和工作。③运动能舒展身心，有助于良好的睡眠及消除压力。④运动可以陶冶情操，使人保持健康的心态，充分发挥个体的积极性、创造性和主动性，从而提高自信心，使个性在融洽的氛围中获得健康、和谐的发展。

日常体力劳动　身体活动

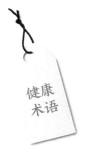

健康术语

运动

　　运动，也称体育锻炼，是一种涉及体力和技巧的由一套规则或习惯所约束的行为活动。根据运动性质和目标的不同，可划分为以下几种类型：有氧运动、无氧运动、力量训练、柔韧性训练、协调性训练、速度训练和敏捷性训练。

（钱　玲）

13. 为什么说日常体力劳动不能代替运动

　　日常体力劳动与身体活动相比达不到强身健体的作用，只有积极地参加体育运动，才有利于健康长寿。

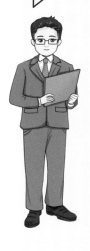

有人说，做家务不就是运动吗？也有人说，每天干体力活，不用再做运动了。其实，这些说法都是片面的。日常体力劳动和运动是不一样的，前者不能代替后者，原因有三个方面。

（1）一般的家务活动或者体力活动运动量小，虽然心率也加快，但变化幅度不大，一般在 70~90 次 / 分钟，运动强度达不到强身健体的作用。运动主要是锻炼心肺功能，运动时的心率可达 110~130 次 / 分钟，新陈代谢旺盛，使身体得到更多的营养，各器官、系统的功能都能得到改善。适量运动还有助于迅速消除疲劳。

（2）体力劳动时，身体常处于固定姿势，肌肉的活动也比较单一，很容易造成疲劳和部分肌肉劳损。如果在休息时做做广播体操，可以防止单一肌肉劳损。

（3）有的体力劳动在狭窄的空间内，接触不到外界的新鲜空气和阳光照射。在室外进行体育锻炼，能够更多地吸入新鲜空气和接受阳光照射，有利于身体健康和某些慢性疾病的康复。

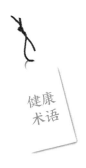

健康术语

体力劳动

体力劳动与脑力劳动、生理力劳动相对，是指以人体肌肉与骨骼的劳动为主，以大脑和其他生理系统的劳动为辅的人类劳动。国家根据 8 小时工作日内净劳动时间和能量代谢率，

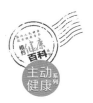
计算出体力劳动强度指数，并将以体力活动为主的劳动分为四级——轻劳动（如收银、餐厅服务、办公室工作等）、中等强度劳动（如运输操作、家务劳动等）、重强度劳动（如建筑工地现场施工、非机械化农业劳动等）和"很重"强度劳动（如矿山井下作业等），为劳动保护的科学管理提供依据。

日常体力劳动

日常体力劳动与专业运动训练相对，包括各种家务活动、职业活动中的体力劳动、交通出行往来中的体力活动和业余休闲活动。

（钱　玲）

14. 如何**科学运动**

每个人都应根据自身的身体情况和运动习惯，遵循安全性原则、全面发展原则和循序渐进原则来选择运动项目和确定合适的运动量。《中国居民膳食指南（2022）》和《中国公民健康素养——基本知识与技能（2024 年版）》建议：健康成年人每周应进行 150~300 分钟中等强度或 75~150 分钟高强度有氧运动，每周应进行 2~3 次抗阻训练。

关键词

有氧运动　运动强度　运动量

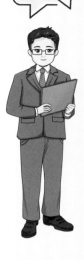

有氧运动时，全身主要肌肉群参与工作，氧气充分燃烧（即氧化）体内的糖类，还可消耗体内的脂肪，增强和改善心肺功能，预防骨质疏松，调节心理和精神状态，全面提高人体功能，是健身和控制体重的主要运动方式。

对于有条件选择运动项目的人，可以经常变换运动项目，以保持自己的兴趣。对于缺乏外部条件或自身条件有限的人，可以选择一两项适合自己长期坚持的运动项目进行锻炼，如跑步、登山、跳绳、踢毽子、跳广场舞等。根据个人情况决定运动量。如果以前运动比较少，应该从比较平缓的快走开始，每天 30~60 分钟，一个星期至少进行 3~5 次。

饭后半小时内不要做剧烈运动或重体力劳动，容易引起消化不良、胃下垂等，也容易引起恶心、呕吐、腹痛等。轻度运动应饭后休息半小时后进行，中等强度运动应在饭后休息 1 小时后进行，而高强度运动或重体力劳动应在饭后休息 2 小时后进行。运动后不要立即就餐，经过半小时甚至更长时间的休息再进餐较为合适。

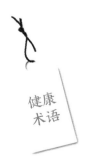

健康
术语

有氧运动

有氧运动是指人体在氧气供应充足的条件下，全身主要肌肉群参与的节律性周期运动。有氧运动分为中等强度运动和高强度运动。中等强度运动主要包括健走、慢跑（6~8km/h）、

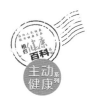

骑自行车（12~16km/h）、登山、爬楼梯、游泳等；高强度运动主要包括跑步（8km/h 以上）、骑自行车（16km/h 以上）等。中等强度的有氧运动节奏平稳，是中老年人最安全的体育活动方式。对于通过有氧运动消耗体内的脂肪而言，心率一般以 130 次 / 分钟左右为最佳，也称"黄金心率"，无论哪种有氧运动形式都适用。

运动量

运动量是指运动时身体所承受的生理负荷，由强度、时间、密度及运动项目等构成。通常把最大强度时的心率称为最大心率 [最大心率 = 220− 年龄（岁）]。运动强度以运动后的心率计算，最大心率的 80% 以上为高强度；最大心率的 60%~80% 为中等强度；最大心率的 60% 以下为低强度。

（钱　玲）

15. 如何正确使用
公共健身设施

在使用公共健身设施时，需要注意安全和科学性，按使用说明合理使用，遵循健身规范，合理制定运动计划，避免过度锻炼和运动损伤。

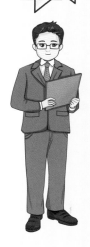

公共健身设施是国家免费提供的全民健身设施装备，依据场所的不同设施装备有所区别。如小区和公园中常见的健身器材包括有氧健身器材和力量训练器材，有氧健身器材通常包括跑步机、划船机、动感单车、椭圆机等，适合锻炼心肺功能、塑造身材和减脂；力量训练器材包括推肩机、拉力器、杠铃等，适合进行肌肉力量训练和塑造肌肉线条。健身步道本身就是一种适合有氧运动的健身设施，通常分布在公园的绿化带和广场上。体育场作为一种大型户外运动场所，可以提供多种运动场地，如篮球场、足球场、网球场、羽毛球场等，从而能进行有氧运动、高强度运动和团队运动等。体育场中设有专业的健身设施，如单杠、双杠、跳箱、高低杠等，可供人们进行力量训练和器械体操。

使用公共健身设施时，第一要根据自己的健康状况、体能水平、锻炼目的、兴趣等选择适宜的公共健身设施；第二要认真阅读和理解公共健身设施的使用说明和注意事项；第三要按照使用说明或者在社会体育指导员的指导下进行操作，保证器材安全和有效使用；第四要从尝试到熟悉再到规律使用，循序渐进。此外，建议在锻炼前进行适当的热身和拉伸，锻炼后进行适当的放松和恢复，有助于保持身体健康和防止运动损伤。

关键词

公共健身设施 运动损伤

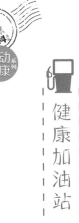

常见公共健身设施的用途和注意事项

（1）组合单杠：可增强上肢及背部肌肉力量，可牵拉手腕、上肢肌群等，增强关节的柔韧性与灵活性。注意：双手紧握横杠，防止摔下受伤。

（2）平衡滚筒：可增强心肺功能及关节柔韧性，提高人体的平衡与协调能力。注意：紧握横杠；待平衡滚筒静止时，才能上、下器械，运动开始时要慢，然后逐步加快。心血管疾病、椎动脉型颈椎病、耳石症患者、易晕车或晕船者不能使用该器械。基本不主张老年人使用该器械训练，难以把握平衡，很容易跌倒。

名为"浪桥"的健身设施也不适合老年人，踩在用活动绳索拴住的桥板上，容易摇晃过度，难以把握平衡，老年人同样容易跌倒。

（3）旋转扭腰器：可活动腰部关节，放松腰背肌肉，适合除儿童外的各年龄人群。特别适用于腰部活动障碍、腰肌劳损及周身疲倦等症状。注意：活动时腰部要有所操控，起伏不宜过大。切记手始终不离开手柄，坚持扭腰的转角在 45° 以下，改变速度要缓慢和均匀，这样才能做到健身而不伤身。

（4）腰背按摩器：可按摩腰、背部肌肉，疏通经络，调整相关脏腑功能，增强人体抗病功能。人体紧靠按摩器，上下左右缓慢运动。该器械较适合老年人。

注意：用力适中，动作要由慢到快。

（5）单人健骑器：可训练手脚协调能力，增强心肺功能和全身关节的柔韧性，对四肢及腰背酸痛等有恢复效果。注意：坐在座椅上，双手握紧手柄，双脚踏牢踏板，脚向下蹬，同时手向后拉。操作时应挺胸抬头，双脚踏稳，时间不宜过长，最好在 20 分钟以内。

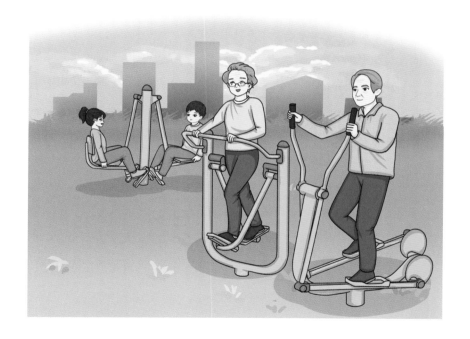

（钱　玲）

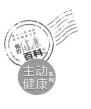

16. 如何寻求
社会体育指导员的帮助

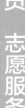

社会体育指导员活跃于各个体育场地、各类群众健身活动及赛事、各种健康生活方式倡导和交流活动中。居民主动咨询、选择参与各项活动，注意观察、留意相关信息，都有助于及时寻求社会体育指导员的帮助和指导。

专家说

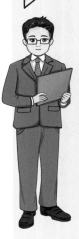

社会体育指导员持有社会体育指导员技术等级证书，在社会体育指导员协会等基层文化体育组织、群众性体育组织或国家机关、企事业单位和其他有关组织中开展志愿服务，向公众传授健身技能、组织健身活动、宣传科学健身知识。社会体育指导员是全民健身的宣传者、科学健身的指导者、群众健身活动的组织者、体育场地设施的维护者、健康生活方式的引领者，其工作具有业余性、独立性、流动性和公益性等特点。

社会体育指导员的身影常常见于社会或社区群众性体育活动中，如小型运动会、社区体育培训、体育宣传展示、各种体育运动集体等。平常人们需要多观察，了解自己所在社区及周边场所有哪些体育活动开展，既有助于找到适合自己身体情况和兴趣的活动，也有利于知道在什么情形下去哪里寻求社会体育指导员的帮助。此外，也可以主动去社区咨询相关工作人员，了解社区体育活动的组织信息以及社会体育指导员的指导信息。多参加社区组织的体育相关活动，熟悉活动、留意信息，在需要寻求社会体育指导员帮助时就会容易一些。

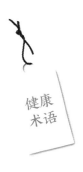

健康术语

社会体育指导员

社会体育指导员是指不以收取报酬为目的，向公众提供传授健身技能、组织健身活动、宣传科学健身知识等全民健身志愿服务，并获得技术等级称号的人员。国家对社会体育指导员实行技术等级制度。社会体育指导员技术等级称号由低到高分为：三级社会体育指导员、二级社会体育指导员、一级社会体育指导员、国家级社会体育指导员。

（钱　玲）

四

中医养生

17. 为什么要重视
中医养生保健

关键词

中医 养生保健

中医养生文化源远流长，博大精深，其独特的理论体系和丰富的实践经验提供了很多科学有效的养生之道。了解中医养生保健知识并将其贯彻应用到日常生活中，对维护健康至关重要。

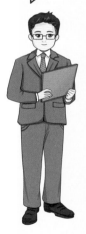

专家说

中医养生保健服务是运用中医药或民族医药的理念、方法和技术，开展保养身心、预防疾病、改善体质、增进健康的活动。中医养生保健以顺应自然、阴阳平衡、因人而异为理念，强调全面保养、调理，从青少年做起，持之以恒。常用的中医养生保健包括情志养生、饮食养生、运动养生、时令养生、经穴养生以及体质养生六个方面。日常生活中，我们可以通过保持心态的平和，营养要素的均衡搭配、不偏食偏嗜，起居有常、顺应自然界晨昏昼夜和春夏秋冬的变化规律并持之以恒等保健方法，达到维护健康、增强体质、延缓衰老和延长寿命的目的。

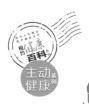

常用的养生保健简易方法

（1）叩齿法：每日清晨睡醒之时，牙齿上下叩合，先叩臼齿 30 次，再叩前齿 30 次。有助于牙齿坚固。

（2）闭口调息法：经常闭口调整呼吸，保持呼吸的均匀、和缓。

（3）咽津法：每日清晨，用舌头抵住上颚，或用舌尖舔动上颚，等唾液满口时，分数次咽下。有助于消化。

（4）搓面法：每日清晨，搓热双手，以中指沿鼻部两侧自下而上，到额部两手向两侧分开，经颊而下，可反复 10 余次，至面部轻轻发热为度。可以使面部红润光泽，消除疲劳。

（5）梳发：用双手十指插入发间，用手指梳头，从前到后按搓头部，每次梳头 50~100 次。有助于疏通气血，清醒头脑。

（6）运目法：将眼球自左至右转动 10 余次，再自右至左转动 10 余次，然后闭目休息片刻，每日可做 4~5 次。可以清肝明目。

（7）凝耳法：两手掩耳，低头、仰头 5~7 次。可使头脑清净，驱除杂念。

（8）提气法：吸气时，稍用力提肛门连同会阴上升，稍后，再缓缓呼气放下，每日可做 5~7 次。有利于气的运行。

（9）摩腹法：每次饭后，用掌心在以肚脐为中心的腹部顺时针方向按摩 30 次左右。可帮助消化，消除腹胀。

（10）足心按摩法：每日临睡前，以拇指按摩足心，顺时针方向按摩 100 次。有强腰固肾的作用。

（钱　梦）

18. 为什么**中医**讲究"一人一方"

中医治病讲究辨证论治，由于每个人的体质、性别、年龄、生活习惯以及既往病史等均存在差异，得病时的临床症状和病理表现也不尽相同，因此，中医诊疗时所采取的诊疗方法也应该按照每个人的特点"量身定制"，讲究"一人一方"。

专家说

辨证论治是中医认识疾病和治疗疾病的基本原则，指的是通过"望、闻、问、切"四诊收集患者的病史、症状等临床资料，根据中医理论进行综合分析，分辨出证候，并拟定治疗方法。即使是相同的疾病，也可因人、因时、因地的不同，或由于病情的发展、病机

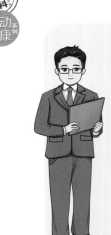

的变化、正邪的消长等差异，采取不同的治法。因此，如果您想选择中医调理身体，想获得属于自己独有的"一方"，建议前往正规医疗机构寻求中医医师的诊治。就诊时应做到以下几点。

（1）保持面部干净，不涂抹化妆品，不做美甲。

（2）看诊前不要刮舌苔，也不要吃如橘子、橙子、黄瓜、牛奶等会将舌苔染色的食物。

（3）不使用香水或其他气味浓烈的物品。

（4）不隐瞒病情，对待医师的提问应准确清楚地如实回答。

（5）看诊前不宜饮酒、吃辣椒，也不宜剧烈运动，这些行为会影响您的脉搏频次与呼吸节律，影响医师对病情的判断。

（钱　梦）

19. 什么是中医养生中的 "四时养生"

中医理论认为人与自然是"天人合一"的，自然界季节气候的变化（如季节更替）会直接或间接地影响机体生理、病理功能的变化。因此，维护机体的健康，就要讲究顺应四时进行养生。

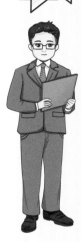

四时养生是中医养生保健的重要方面，指的是根据春夏秋冬四时阴阳变化的规律，结合人体自身的体质及脏腑气血特点，合理安排精神情志、饮食起居、生活劳作等行为活动，并采取积极的调摄养护手段和方法，以达到养生和延年益寿的目的。

春季气候由寒转暖，万物生长，此时宜顺生长之势养生。保持阳光、积极的心态，可在公园中缓步慢行。多食菠菜、芹菜等绿色蔬菜，黑米、大豆及其制品。起居上应遵循"稍晚睡而早起"的规律，晚上 10 点左右入睡，早上 5 点左右起床。

夏季气候炎热而生机盎然，此时宜顺长养之势养生。要做到喜怒平和、笑口常开，可适当增加室外活动，如散步、慢跑等，但不可大汗淋漓。多吃酸味食物，如山楂、西红柿等，少吃苦味食物。起居方面应遵循"晚睡早起"的规律，入睡时间可比春季稍晚。

秋季凉气渐长，万物收敛，此时宜顺收敛之势养生。保持情志安宁，可选择太极、瑜伽等轻松平缓的运动。少吃葱、姜、蒜、韭菜、辣椒等辛味食物，多吃乌梅、山楂、橄榄、葡萄等酸性食物。起居方面可适当增加晚上的睡眠时间，做到早睡早起。

冬季天气寒冷，万物闭藏，此时宜顺闭藏之势养生。保持精神安宁、少私寡欲，避免烦扰妄动，冬季运动宜动作轻缓，可选择八段锦、太极拳等。可适量进食咸味食品，如海带、紫菜等，

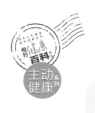

还可酌情进补温热性食物，如羊肉、香菜、桂圆肉等。起居方面应早睡晚起，每天保证 7~8 小时的睡眠时间。

（钱　梦）

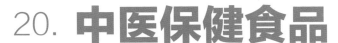
20. 中医保健食品
多吃有坏处吗

随着中医药受到越来越多人的喜爱，中医保健食品也逐渐走入大众的视野。然而，有些人认为中医保健食品绿色健康，不存在不良反应或危害，多吃一些肯定没坏处。这种想法是不可取的，无论哪种保健品，服用时都应遵循一定的原则，不可滥服。

保健食品指适用于特定人群食用，具有调节机体功能，不以治疗疾病为目的，并且对人体不产生任何急性、亚急性或慢性危害的食品。在保健食品中添加中草药原材料或者提取物的，可称为中医保健食品。如果选择中医保健食品，建议做到以下几点：首先，应选择证照齐全的正规商家购买中医保健食品，切忌通过电话推销等途径购买，也不要参加任何以产品销

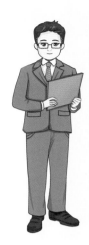

售为目的的健康知识讲座、免费试用等活动。其次，购买中医保健食品时应认准保健食品"小蓝帽"，即天蓝色图案，下方有"保健食品"字样的专用标识及批准文号。再者，还要看清楚保健食品标签上的功效成分、保健功能、适宜人群、注意事项、生产日期等内容，根据自身情况有针对性地选择。最后，选择中医保健食品时还应遵循中医辨证论治的原则，不可随意服用，更不可过量服用，以免增加肝肾负担。

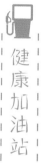

健康加油站

保健食品能替代药品吗

药品是用于预防、治疗、诊断疾病，调节生理功能，经主管部门审批获得注册号，可以上市，有适应证、用法和用量的一类医用化学或生物物质。保健食品仅具有调节机体功能的作用，不能用来治疗疾病，所以保健食品不能替代药品。尤其是中老年人，切勿听信将保健食品比成灵丹妙药的虚假宣传，以免延误病情。

健康云课堂

如何正确选择中医药保健品

（钱　梦）

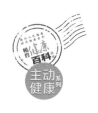

21. 什么是"药食同源"

中医自古以来就有"药食同源"的理论，指药物和食物的起源相同，即许多食物既是食物也是药物，食物和药物一样能够防治疾病。

专家说

唐朝时期的《黄帝内经·太素》中写道"空腹食之为食物，患者食之为药物"，反映出"药食同源"的思想，后随着经验的积累，药物与食物才逐步开始分化。1987年，卫生部和国家中医管理局联合颁布了第一批《既是食品又是药品的品种名单》，明确了"药食同源"物质的范围，之后不断补充至百余种。日常生活中将一些"药食同源"食材与日常食材相结合，加以烹饪，既具有营养价值，又可防病治病、强身健体、延年益寿。常见的"药食同源"品种有八角、茴香、山药、山楂、乌梅、木瓜、薏米、白扁豆、龙眼肉（桂圆）、决明子、百合、阿胶、菊花、枸杞子等。

比如：山药作为中药材，具有补脾养胃、生津益肺、补肾涩精的功效，日常食用可以养脾胃、润肺；山楂具有消食化积、行气散瘀、化浊降脂的功效，日常食用可帮助消化，有益于缓解心血管疾病症状；桂圆肉具有补益心脾、养血安神的功效，日常食用可改善贫血与睡眠等。

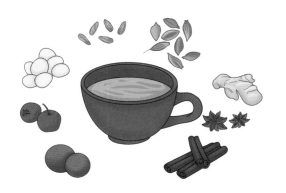

（钱 梦）

22. 中医为什么重视 "治未病"

早在两千多年前，《黄帝内经》中就写道"上工治未病，不治已病"，可以看出中医自古便有"治未病"的思想理念。"治未病"的思想提示人们对于疾病要立足于预防，而非等到生病之后才去治疗。我们应该重视这一理念，并学会运用它来调理身体，预防疾病的发生，维护健康。

专家说

"治未病"包括未病先防、既病防变和愈后防复三个方面，强调通过预防保健，防止疾病的发生、发展与传变。中医药在"治未病"方面具有独特的优势，

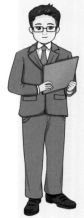

包括食疗、膏方、针灸、推拿、把脉、穴位贴敷等手段。

未病先防，重在养生。未病先防指的是在疾病发生之前，采取各种预防措施，防止疾病的发生。日常生活中，一方面可以通过坚持锻炼、饮食有节度、起居有规律、不过度劳心劳力等健康生活习惯保养正气；另一方面也要注意卫生、趋避风寒、戒烟限酒，避免病邪的入侵，从而防止疾病发生。

既病防变，重在控制。在疾病发生的初期，一定要早诊断、早治疗，及时采取相关措施，防止疾病的进一步发展与传变。

愈后防复，重在防止复发。疾病刚刚痊愈时，身体尚虚弱，饮食方面应注意营养均衡，宜食清淡、易消化的食物，不可贪食油腻生冷之品，不可过饱。生活中也要劳逸得当、适避寒温、起居规律，并避免各种诱因，预防疾病复发。

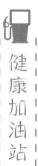

每个人都适宜食用膏方吗

膏方是介于药补与食补之间的一种调理型中药制剂，广泛应用于各类疾病和体虚者，因其具有较好的滋补作用，所以很多人无论自己是否需要都会购买一些服用。其实，并不是每个人都需要服用膏方。膏方主要适用于慢性病、虚弱性疾病患者和亚健康人群。此外，膏方的服用还应遵循中医辨证论治原则，即需要一对一进行诊断开方，如果为了贪图方便，不经辨证，自行在网上或药店购买，不仅可能不适合自己，还可能会适得其反。因此，公众应对膏方有正确的认识，合理进补。

（钱　梦）

23. 为什么大部分
中药需要煎煮

中药在煎煮过程中，能否最大限度地煎出有效成分，是保证汤剂质量的关键，直接影响临床疗效及用药安全。掌握中药煎煮的知识和技能，对发挥中药的最佳药效至关重要。

专家说

煎煮中药最适宜的器皿为附盖的砂锅，因为其具有材质稳定、导热均匀、保温性强且不会与药材发生化学反应的优点。

煎药前首先要加冷水浸泡药物，加水量为浸过药面 2~5cm，浸泡时间一般大于 30 分钟。浸泡液不丢失，与浸泡的药物一并煎煮。一煎先用大火加热沸腾后，再改用小火慢煎，并保持微沸，煎煮时间须大于30 分钟。二煎加水量应少于一煎加水量，煎煮方法同

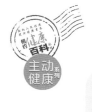

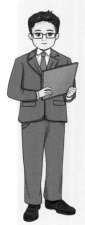

一煎，一般二煎的煎煮时间应当比一煎时间略短（大于 20 分钟）。以上是最常用的煎药方法，有些药房的煎法可能略有不同，需要遵医嘱。

还有一些中药需要先煎、后下、另煎、包煎等特殊煎煮，在抓药时都会单独包出，具体煎煮方法可咨询医师。如先煎药物宜煎煮沸腾大于 20 分钟后再投入其他药物同煎；后下药物应在煎煮结束前 5 分钟入锅同煮等。

煎药时，应注意搅拌，以保证中药彻底煎透，控制煎药时间和火候，防止干锅和药物焦煳，同时还要防止药液溢出。

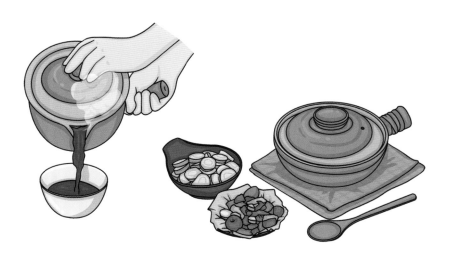

（钱　梦）

24. **三伏贴**真的有用吗

三伏贴现在已经被越来越多的人熟知并接受，在一年中最热、阳气最旺盛的三伏天，将中药直接贴敷于特定的穴位，药物通过经络直接作用于脏腑，可以达到疏通经络、调理气血、治病防病的效果。

关键词

三伏贴 冬病夏治

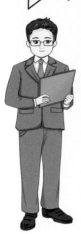

专家说

"春夏养阳"是中医时令养生的重要内容之一，指的是春夏之时，自然界阳气升发，宜顺应其规律养护体内阳气，使之保持充沛。中医认为，冬季寒冷，人体阳气不足，容易患病，而夏季尤其是三伏天天气炎热，阳气旺盛，三伏贴可以激发、温补人体阳气，祛除阴寒，能够防治冬季容易发作的疾病，如感冒、慢性支气管炎等，这就是常说的"冬病夏治"。

使用三伏贴时应注意以下事项。

（1）三伏贴的适宜治疗对象为 6 月龄以上的儿童及成人。成人的贴敷时间为 2~6 小时，孕妇、小儿使用时要缩短时间并时刻关注皮肤反应，儿童建议每次贴敷 0.5~2 小时。

（2）贴敷前应保持皮肤清洁，擦干汗液，贴敷后也要保持皮肤干燥，防止药物脱落影响疗效。

（3）贴敷后局部出现轻微灼热、痒感，属于正常现象。如出现大量水疱、破溃、奇痒、灼痛难忍等现象，应及时取下并用

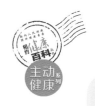

清水冲洗，严重时应立即就医。

（4）贴敷期间应保持清淡饮食，忌食生冷、刺激性食物，慎食辛辣食物、海鲜、羊肉、蘑菇等，以免影响治疗效果。

（5）贴敷期间应尽可能保证身体不受凉，避免摄入冷饮，尽量避免吹空调。

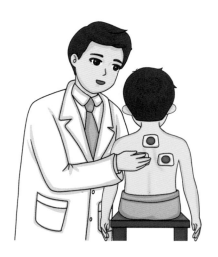

（钱　梦）

五

低碳生活

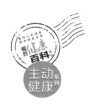

25. 如何践行**绿色出行**

关键词

绿色出行 环保驾驶

绿色出行是指在出行中，主动采用降低二氧化碳排放量、降低能耗和减少污染等对环境影响最小的出行方式。

专家说

近些年来，随着经济快速发展，我国机动车的数量急剧增加，2023年全国机动车达到4.3亿辆，驾驶人达到5.2亿人，由此导致的空气污染和交通拥堵等严重影响人们的身心健康和幸福获得感。为解决上述问题，国家采取了优化交通运输结构、推广应用新能源和清洁能源车船、强化污染排放管控等系列措施，并在全国范围内全面开展绿色出行行动，建设绿色出行友好环境，鼓励人们绿色出行。

居民出行可根据距离和自身健康状况选择步行、骑自行车（私人自行车、公共自行车或互联网租赁自行车等）等方式，在保护环境的同时也能锻炼身体。也可根据出行路线，优先选择乘坐公共汽车、地铁、轻轨等公共交通工具。如需自驾，可首选新能源汽车或合作乘车等方式，乘车前合理规划路线，尽量减少短途行驶，与此同时采用环保驾驶的方式，降低能耗和污染。

自驾过程中的环保驾驶方法

（1）减轻负重：定期清理车中不必要的物品。

（2）缩短热车时间：车辆启动后在原地停留超过1分钟不仅损害发动机，还会增加二氧化碳排放。在不影响道路通行且须停车3分钟以上的情况下，可熄灭发动机，减少空气污染物的排放。

（3）少开空调：开空调会增加油耗，可根据车内温度适时调整空调开关。

（4）平缓加油：急加速会增加二氧化碳排放，同时会造成轮胎磨损，增加追尾风险。

（5）减少耗电设备：清理车上无用的电器，减轻车重的同时更能省油。

（6）离合踩到底：回收一个离合器消耗的能源是制造新离合器的2倍，半离合状态会磨损齿轮，也不节能环保。

（7）保证轮胎正常气压：轮胎胎压不足会缩短轮胎的使用寿命，同时还会增加汽车的总油耗量。

（8）开车不打电话：开车打电话会降低车速，有开错道路的风险，影响油耗的同时还增加了行车安全隐患。

（孟德敬）

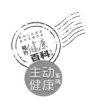

26. 为什么要减少使用
过度包装产品和一次性用品

关键词

过度包装产品 一次性用品

过度包装产品和一次性用品的大量使用，会产生纸类废弃物和塑料废弃物，造成巨大的浪费和环境容量负担。为保护环境、节约资源，消费者应减少过度包装产品和一次性塑料制品的使用。

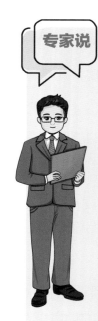

专家说

　　商品过度包装是指超出了商品保护、展示、储存、运输等正常功能要求的包装，主要表现为包装层数过多、包装空隙过大、包装成本过高、选材用料不当等。市面上过度包装的现象常有发生，过度的"颜控"提高了产品附加值，成本随之附加转嫁到消费者身上，增加消费者负担的同时也对环境造成了污染。研究表明，我国包装废弃物占城市生活垃圾的 30%~40%，这些包装废弃物大部分是过度包装产生的。

　　一次性用品在日常生活中被人们广泛使用，如一次性餐具（筷子、餐盒、湿纸巾等）、一次性洗漱用品（牙刷、牙膏、毛巾、拖鞋等）、一次性家居用品（塑料袋、保鲜膜、纸杯等）等。

　　过度包装产品和一次性用品不仅消耗大量的自然

资源，还会导致生活垃圾的增加。日常生活中购买商品时，我们要快速判断是否为过度包装产品，如是应避免购买；尽量减少一次性产品的使用，如外出旅游时尽量自带牙刷、毛巾、拖鞋等洗漱用品，在外就餐尽量不使用一次性餐具，外出自带水杯，外出购物自带篮子、提包、购物袋等购物工具。

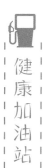

健康加油站

如何快速判断包装是否过度

消费者一般可以通过"一看、二问、三算"，简单判断商品是否过度包装。"一看"，就是看商品的外包装是否为豪华包装，包装材料是否属于昂贵材质；"二问"，就是在不拆开包装的情况下，问清包装层数；"三算"，就是测量或估算外包装体积，并与允许的最大外包装体积进行对比，看是否超标。以上三方面只要有一项不符合要求，就可以初步判定为过度包装。

（孟德敬）

27. 什么是健康消费理念

随着我国经济发展和人民生活水平提高，人们的健康意识越来越强，健康生活理念被更多人接受，消费理念也不断变化。公众应树立

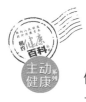

健康的消费理念，充分考虑自己的消费行为对身心健康、环境、社会乃至未来的影响。

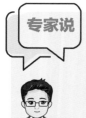

专家说

树立健康的消费理念不仅可以优化消费支出、改善身心健康，还能保护环境、促进经济增长、推动社会进步。健康消费理念包含以下内容。

（1）理性消费：在购买商品和服务时，应结合自身实际，精打细算、按需购买，不浪费、不奢侈、不虚荣，避免一时冲动。

（2）绿色环保：购买产品时应考虑所选商品是否存在资源和能源浪费、大量废弃物和污染物排放的问题，优先选择质量有保证、环保节能的产品。

（3）健康饮食：购买食物和外出就餐时，要做好饮食规划，注重食物多样、合理膳食，控制油、盐、糖的摄入，尽量不买或少买含糖饮料。学会看懂食品标签，关注食品安全，不购买假冒伪劣食品。

（4）健康投资：在身体较为健康时，关注对健康的投入，如定期体检、口腔护理、运动健身、控制体重等，有助于不得病、少得病、晚得病。合理选购保健品，保健品不能作为营养素、相关治疗或药物的替代品。

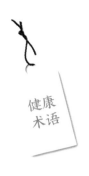

绿色产品

　　绿色产品是指满足资源节约、环境友好、消费友好要求的产品，具备资源能源消耗少、污染物排放低、易回收再利用、健康安全、品质高等特征。国务院办公厅于 2016 年印发了《国务院办公厅关于建立统一的绿色产品标准、认证、标识体系的意见》（国办发〔2016〕86 号），按照统一目录、统一标准、统一评价、统一标识的方针，将现有环保、节能、节水、循环、低碳、再生、有机等产品整合为绿色产品。

（孟德敬）

28. 为什么要倡导
"光盘行动"

　　光盘行动，旨在让人们增强节约意识，养成珍惜粮食、反对浪费的习惯。

　　2013 年 1 月，习近平总书记在新华社《网民呼吁遏制餐饮环节"舌尖上的浪费"》的材料上作出批示，要求大力弘扬中华民族勤俭节约的优秀传统，努力使

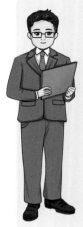

厉行节约、反对浪费在全社会蔚然成风。在总书记批示精神的指引下，一些网友自发组织"光盘行动"，号召人们杜绝餐桌上的浪费，北京、上海、南京、海口等地餐厅也积极响应。随后，"光盘行动"得到政府部门的大力支持，各地区各部门出台相关文件、推出系列举措和活动，整治浪费之风。2021年4月29日，第十三届全国人民代表大会常务委员会第二十八次会议通过《中华人民共和国反食品浪费法》，为全社会确立了餐饮消费、日常食物消费的基本行为准则，防止食品浪费。

当前，"光盘行动"已逐渐成为人们的自觉行动，广大居民朋友应积极加入，厉行节约，从我做起。如在外就餐，可遵循"餐前少点、吃完再点、剩餐打包、避免浪费"的原则，点菜可选择小份菜、半份菜、拼盘等；在家用餐可按照日常生活实际需要采购、储存和制作食品，减少食物浪费。

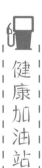

健康加油站

《"制止餐饮浪费 践行光盘行动"指引》

为坚决制止餐饮浪费行为，带头深入开展"光盘行动"，营造浪费可耻、节约光荣的良好氛围，2020年9月18日，首都精神文明办和北京市商务局制定并发布了《"制止餐饮浪费 践行光盘行动"指引》，可供全国各地居民参考践行。该指引对社会餐饮门店、机关食堂、中小学校食堂、高校食堂、星级饭店、乡村民宿、集体用餐配送单位、医院食堂和驻京办事处

9 类场所提出工作要求，如在采购环节，各场所应按需采购、精准备货，同时充分利用食材原辅料，提高食材出成率、利用率；在用餐环节，积极推行半份菜、小份菜服务模式，设立"光盘行动"劝导员，提醒用餐者少点、续点、不剩餐，制止餐饮浪费；在垃圾处理环节，应做好生活垃圾分类和厨余垃圾减量工作，厨余垃圾交由有资质的收运单位送往资源化处理设施处置。

（孟德敬）

29. 为什么要倡导

分餐制和公筷制

分餐制是在用餐过程中，实现餐具、菜（饮品）等不交叉、无混用的餐饮方式。公筷制是在中餐公宴等场合，使用公用的筷子或勺子、叉子进行分菜。分餐和使用公筷可以防止疾病传播，减少铺张浪费。

专家说

围桌共食是中国传统的饮食习惯，也是常见的就餐方式，但这种方式会增加疾病传播的风险。多人就餐时，通过筷子、勺子不断地夹菜和进食，不可避免

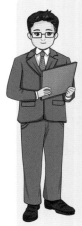

地会带来唾液的交换。如果就餐者中有人感染了幽门螺杆菌、甲肝病毒等病原体，其唾液中的病原体就会通过唾液污染筷子、勺子，再污染食物，进一步感染其他就餐者。《中国幽门螺杆菌感染防控》指出，我国幽门螺杆菌的感染率为59%，在我国推行分餐制和公筷制，有非常重要的公共卫生意义。《中国居民膳食指南（2022）》《健康中国行动（2019—2030年）》均提出了集体用餐采取分餐制的建议。因此，无论是在外就餐还是在家就餐，都应倡导采用分餐制、使用公勺公筷。

此外，采用分餐制还可以根据每人每餐需要的营养搭配食物，定份定量，均衡营养，避免浪费，体现了文明健康、简约适度的生活价值观，凸显了社会的文明进步和中华民族的传统美德。

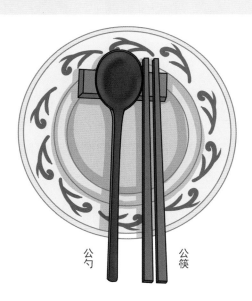

（孟德敬）

六

文明生活

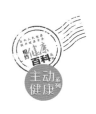

30. 什么是**文明婚育**

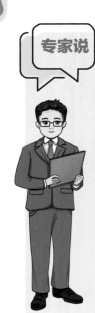

文明婚育 新型婚育文化

文明婚育是指在结婚和生育过程中遵循道德伦理规范、遵守法律法规、秉持文明理念、培养良好家风、传承和弘扬优良文化价值观的行为。倡导文明婚育，对于个人的健康和发展、家庭幸福、社会和谐，乃至经济社会可持续发展有重要意义。

专家说

在不同的时代，文明婚育有着不同的内涵和要求。当前，我国正在经历快速的人口老龄化，群众生育观念已总体转向少生优育，党中央、国务院优化生育政策，一对夫妻可以生育三个子女。与此同时，我国积极倡导构建新型婚育文化，其内涵为：弘扬中华民族传统美德，尊重生育的社会价值，提倡适龄婚育、优生优育，鼓励夫妻共担育儿责任，破除高价彩礼等陈规陋习。

倡导健康、文明、理性的婚俗文化，自觉抵制高价彩礼、低俗婚闹、铺张浪费、大操大办等陈规陋习，坚持婚事新办、喜事简办。提倡适龄婚育，一般将 20~29 岁称为最佳生育期，在这个时期结婚、怀孕、分娩、产褥及哺乳，最利于胚胎发育、胎儿娩出和婴儿健康成长。主动学习优生优育知识，做好婚检、孕检、产检，重视婴幼儿早期发展。教育和培养孩子是家庭中夫妻双方共同的责任和义务，只有夫妻双方认识一致、配合默契和积极行动，才能最大程度确保孩子健康成长。

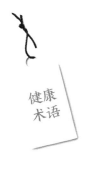

关键词

安全性行为　避孕套

健康术语

婚前检查

婚前检查，简称婚检，指男女双方在办理结婚登记手续之前进行的常规体格检查和生殖器检查。婚前检查对于防止传染病和遗传性疾病的传播和发生，保障婚姻家庭的幸福美满，保障民族后代的健康都有重要意义。婚前检查的内容包括询问病史和体格检查等。

（卢　永）

31. 为什么要提倡
安全性行为

安全性行为是指既可以降低性病传播和意外怀孕等风险，又可以满足性需求的行为。不安全性行为会显著增加性传播疾病、意外怀孕、心理创伤等风险。

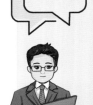

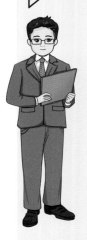

不安全、不健康的性行为会损害身心健康。首先会增加性传播疾病风险，艾滋病、乙肝、淋病、梅毒、尖锐湿疣等可经性途径传播的传染病，其病原体可存在于感染者的精液、血液、阴道分泌物等体液中，如与感染者发生无保护的性行为，就有可能感染上述传染病。其次会带来其他身心健康问题，如未采取保护措施发生意外怀孕、吸食毒品后发生性乱行为、一味追求刺激而导致窒息、使用不干净或可能对身体造成伤害的异物进行自慰等。

采取安全性行为是预防性传播疾病、保护身心健康的有效手段。安全性行为可包含以下几方面：一是坚持洁身自爱，不嫖娼、不卖淫，只与一个固定的性伴侣发生性关系；二是了解自己和性伴侣的生殖健康状况，在互尊互爱的前提下进行安全的性行为；三是正确使用安全套（避孕套），与感染性传播疾病的伴侣、健康状况不明的人发生性关系时，应正确使用安全套（避孕套）；四是拒绝毒品，避免醉酒后发生性行为；五是适度节欲和自慰。

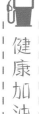

健康加油站

如何正确佩戴避孕套

（1）男用避孕套：应首先确认避孕套的包装完整度、生产日期以及有效期。然后打开避孕套，寻找避孕套有凸起的一面，捏紧前端将其中的空气排出，将其套在勃起的阴茎上。注意避孕套应该在套上后顺势向下展开，而不是在使用前就展开。注意购买尺寸合适的避孕套，过大容易脱落，太小容易破裂，都会导致避孕失败。

（2）女用避孕套：应首先确认避孕套的包装完整度、生产日期以及有效期。然后打开避孕套，挤压避孕套封闭端的小环，沿着阴道后壁放入阴道内，用手指把内环推到靠近子宫颈的位置，将外环留在阴道外部。

（卢　永）

32. 为什么在**公共场所**要与他人保持适宜**社交距离**

社交距离是指人们进行交际时，交际双方在空间所处位置的距离。在新型冠状病毒感染等传染病流行期间，为了防止疾病传播，常要求人们在公共场所保持 1m 以上的社交距离。

专家说

社交距离的大小会因不同的文化背景、环境、行业、个性等而不同。例如美国人类学家霍尔博士把社交距离划分为 4 个等级，即亲密接触（<45cm，如

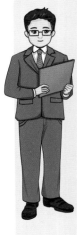

夫妻之间）、私人距离（45cm~1.2m，如朋友之间）、礼貌距离（1.2~3.6m，如公务活动中）、一般距离（3.6~7.5m，如在公共场所看演出）。总体来看，多数英语国家的人倾向于较大的社交距离，中国人等亚洲人更倾向于较小的社交距离。

人们咳嗽、打喷嚏、说话时会产生飞沫，大多数飞沫会在1~2m的距离落到地面。呼吸道传染病感染者的飞沫中含有病原体，当与其近距离接触而未加防范时（如未佩戴口罩），则有可能吸入感染者的飞沫造成感染，或者手上沾染感染者的飞沫，再触摸口、眼、鼻造成感染。因此，在呼吸道传染病流行期间，日常工作、生活中人与人的社交距离应保持在1m以上。

保持适宜的社交距离，不仅能降低疾病传播的风险，也是文明礼仪的体现。建议在旅游景区、商场、餐厅、医院、车站、机场等人群聚集的公共场所自觉有序排队，与他人保持适宜的社交距离。

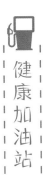

健康加油站

哪些情况下应该佩戴口罩

（1）流感、肺炎支原体感染、呼吸道合胞病毒感染等呼吸道感染性疾病患者前往室内公共场所或与他人近距离接触时。

（2）出现发热、咳嗽、流涕、咽痛、肌肉酸痛、乏力等呼吸道感染症状者前往室内公共场所或与他人近距离接触时。

（3）前往医疗机构就诊、陪诊、陪护、探视时。

（4）呼吸道感染性疾病高发期间，外来人员进入养老机构、社会福利机构、托幼机构等脆弱人群集中的场所时。

（5）呼吸道感染性疾病高发期间，养老机构、社会福利机构、托幼机构、学校等重点机构的医护、餐饮、保洁、保安等公共服务人员工作期间。

（卢　永）

33. 为什么要多参与
社会公益活动

社会公益活动是指为了公共利益，特定组织或个人向社会捐赠财物、时间、精力和知识等的活动。积极参与社会公益活动，既有助于履行社会责任，又有助于自身的健康和发展。

专家说

社会公益活动的内容非常广泛，包括社区服务、扶贫减贫、支教助学、卫生健康、环境保护、法律服务、应急救援、文化艺术、体育健身、平安综治、科技科普等。社会公益活动既强调公共利益，也强调公

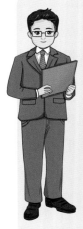

众参与，两者缺一不可，其目的是推动公众参与维护和发展公共利益的行动，对增进民生福祉、促进社会和谐具有重要意义。

作为公众，积极参与社会公益活动有许多益处。一是更好地理解社会，增强社会责任感；二是参与社会变革，创造社会影响力；三是培养同理心和人际交往能力；四是改善心理健康，许多研究表明，参与公益活动能够缓解压力、改善情绪、增强自尊心和幸福感；五是为孩子树立良好榜样。

当前我国正经历快速的人口老龄化，老年人积极参与社会公益活动有着特殊意义。一方面可以发挥老年人的人力和智力潜能，促进社会发展；另一方面可以促使老年人保持与社会的联系，为老年人提供锻炼身体的机会，延缓身体功能减退，帮助老年人保持积极向上的心态，减少离退休后的孤独感和失落感，增强自信感和幸福感。

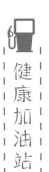

健康加油站

如何成为社区服务志愿者

遵纪守法，具有奉献精神，具备与所参加的志愿服务项目及活动相适应的基本素质，可以在法定工作日到就近的社区居委会进行申请，同时可在中国志愿服务网申请成为实名注册志愿者（也可以通过志愿服务组织进行注册），方便开展志愿服务活动及记录志愿服务时长，保障志愿者的合法权益。

（卢　永）

34. 什么是"时间银行"

"时间银行"是一种政府治理、社会调节、居民自治的养老服务应用，其主要原理为：参与者先为其他人服务，记录相应的时间，并转化为"时间币"储存于"时间银行"中，由"时间银行"进行管理，等到将来自己需要兑换服务的时候，就可以支取"时间币"换取服务。

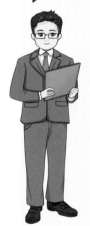

"时间银行"的本质是以社会信用为基础，供需双方以"时间币"为媒介进行跨时间的代际服务交换。"时间银行"对服务时间进行量化换算，使其得以储存和流通，实现了劳动成果的延期消费。社区成员加入"时间银行"组织后，成为"时间银行"成员，同时拥有个人"时间银行"账户。在"时间银行"系统中，服务的供给方和需求方在"时间银行"平台上发布相应信息，"时间银行"管理者则提供相应撮合服务，实现志愿服务的跨时空配置、循环和互助。

当前我国正经历快速的人口老龄化，养老服务需求巨大，国内的"时间银行"多聚焦社区养老服务，主要是低龄老人通过为高龄、失能老人提供照护等服务，为自己储存服务时间。总体上看，"时间银行"在我国仍处于探索阶段，有意愿者可参加政府相关部门或单位组织的"时间银行"项目，对于来源不明的项目要谨慎辨别，谨防上当受骗。

关键词

时间银行 养老服务

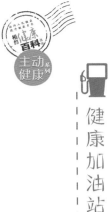

健康加油站

警惕虚假的"时间银行"

2023年4月，中国银保监会通过日常监测发现，个别网站发布"中国时间银行上市"等虚假信息，且有名为"时间银行"的移动应用程序（App）以公益养老为名目开展投资活动。中国银保监会从未批准设立"中国时间银行"，相关网站、社交平台、App等所称"中国时间银行"有关内容均为虚假消息，相关投资活动涉嫌违法犯罪，请公众谨慎辨别，谨防上当受骗。

以"时间银行"命名网站、App、微信公众号、自媒体账号等行为，涉嫌违反《中华人民共和国商业银行法》第十一条"未经国务院银行业监督管理机构批准，任何单位不得在名称中使用'银行'字样"以及《中华人民共和国银行业监督管理法》第十九条"未经国务院银行业监督管理机构批准，任何单位或者个人不得设立银行业金融机构或者从事银行业金融机构的业务活动"的规定。

（卢　永）

35. 为什么要坚决抵制

"黄、赌、毒"

关键词

黄赌毒　新型毒品

"黄、赌、毒"指卖淫嫖娼、贩卖或者传播黄色信息、赌博、买卖或吸食毒品的违法犯罪现象。"黄、赌、毒"是社会的毒瘤，严重危害公众健康，影响社会风气，极易诱发其他违法犯罪行为，对社会危害性极大。

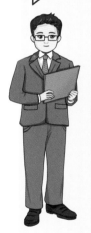

"黄、赌、毒"的危害是多方面的，包括使人道德沦丧、精神颓废，传播疾病危害健康，诱发犯罪等。卖淫嫖娼、制黄贩黄行为可导致社会风气败坏，引发各类社会犯罪行为，还可导致艾滋病等性传播疾病的流行。赌博会使人产生好逸恶劳、投机侥幸的心态，甚至使人生观、价值观发生扭曲，长期赌博可导致心理失衡、精神疲惫，甚至自杀、"累死"赌场，还会引发贪污、受贿、杀人等违法犯罪行为。毒品有很强的依赖性，严重损害吸食者的身心健康，长期吸毒者身体极度衰弱，容易引发严重疾病及死亡，毒瘾发作时极易发生自伤、自残或意外。吸毒往往导致家破人亡，诱发各种违法犯罪活动，严重危害社会。

在我国，"黄、赌、毒"是法律严令禁止的行为，刑罚从拘留至死刑不等。公众应坚决抵制"黄、赌、

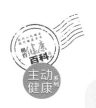

毒"，树立正确的人生观、价值观、道德观，坚决做到不参与、不纵容、不包庇"黄、赌、毒"相关行为。

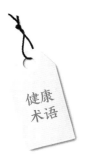

健康术语

新型毒品

新型毒品是相对鸦片、海洛因等传统毒品而言，是一类人工化学合成的致幻剂、兴奋剂类毒品，可直接作用于人体中枢神经系统，吸食后会出现幻觉、极度兴奋、抑郁等症状，容易导致行为失控造成暴力犯罪。新型毒品的常见类型有冰毒（甲基苯丙胺）、麻古、摇头丸、K粉（氯胺酮）、三唑仑等，大多为片剂或粉末，吸食者多采用口服或鼻吸式，具有较强的隐蔽性。新型毒品滥用多发生在娱乐场所，因此新型毒品又被称为"俱乐部毒品""休闲毒品""假日毒品"。

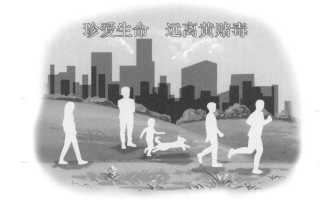

（卢　永）

36. 为什么说酗酒严重危害健康

关键词

酗酒主要表现为无节制性地过量饮酒，长期过量饮酒会出现酒精依赖。酗酒严重危害健康，不仅对躯体和心理造成严重损害，还会影响社会适应能力，引发家庭问题，甚至造成社会危害。

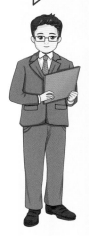

专家说

酒的主要成分是乙醇（酒精）和水，几乎不含营养成分。单次大量饮酒可导致脑卒中等心脑血管疾病急性发作，以及急性酒精中毒和意外伤害的发生。长期过量饮酒严重危害健康。一是导致生理疾病，增加高血压、酒精性肝炎、肝硬化、胃溃疡、胆囊炎、末梢神经损害、癫痫、恶性肿瘤等疾病的风险。二是导致心理疾病，对酒精出现心理依赖，可出现抑郁症、焦虑症、慢性酒精中毒性精神障碍等。三是人际关系和社会功能等都会受到一定的影响，可出现人格改变，表现为以自我为中心、对家庭缺少关心照料、责任感降低、对工作不认真担当等。此外，过量饮酒还可导致交通事故和暴力事件增加。

建议不饮酒或少饮酒，如饮酒应适量，不酗酒。成人一天饮酒的酒精量建议不超过 15g（相当于 4% 的啤酒 450mL、12% 的葡萄酒 150mL、38% 的白

酗酒 饮酒量

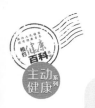

酒 50mL、52% 的白酒 30mL）。儿童、青少年、孕妇、哺乳期女性、慢性病（如高甘油三酯血症、胰腺炎、肝脏疾病等）患者不应饮酒。酒后不开车。酗酒者可在医疗机构的专业指导下进行戒酒。

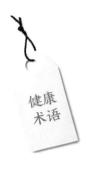

酒度

酒饮料中的酒精含量称为"酒度"。酒度有三种表示方法：①容积百分比，以%（V/V）表示酒度，即每 100mL 酒中含有纯酒精的毫升数；②质量百分数，以%（m/m）表示酒度，即每 100g 酒中含有纯酒精的克数；③标准酒度，欧美国家常用此来表示蒸馏酒中酒精的含量。

（卢　永）

第四章

社区健康服务

一

社区
医疗服务

1. 家庭医生推荐的
常备药物您备齐了吗

很多家庭都备有一个常用药物的小药箱，在关键时刻可以发挥巨大作用。家庭药箱中，一般要准备治疗常见疾病的药物，如治疗感冒、发热、咳嗽、腹泻、腹胀等症状和疾病的药物。

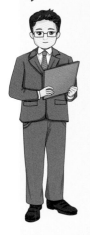

专家说 常备药物尽量选择不良反应较小的非处方药，最好在家庭医生的指导下使用。此外，还应根据家庭成员的健康状况在专科医生的建议下准备一些特殊药物。

（1）感冒药：可以选择酚麻美敏片、维 C 银翘片等。若出现发热，建议选用解热镇痛类药物，如对乙酰氨基酚、布洛芬等。儿童解热镇痛药有年龄限制，小于 3 月龄的婴儿出现发热，建议及时就诊。

（2）呼吸道疾病药物：呼吸道感染引起的咳嗽，可选用急支糖浆、川贝枇杷膏等止咳化痰药。儿童咳嗽，可备用小儿止咳糖浆等。

（3）消化道疾病药物：轻微反酸或腹胀等症状，可选择奥美拉唑、多潘立酮等药物。便秘患者，可备用麻仁丸润肠通便。如果腹泻，可选用益生菌制剂调

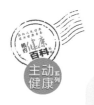

节肠道微生态环境，或选用蒙脱石散止泻和保护胃肠道黏膜。

（4）过敏类疾病药物：可选用氯雷他定或西替利嗪等抗过敏药，若用药后无缓解，建议及时就近前往医院就诊。

（5）常用工具：建议家中常备血压计、体温计，并备用创可贴、无菌棉签、75%消毒酒精棉片等。

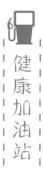

健康加油站

建议每隔三个月检查一遍家庭药箱，如发现药品变质、潮解、霉变或过期等现象，须及时更换。过期或废弃药品要定点投放至药店、社区、医疗机构设置的过期药物回收箱，不要随意乱丢，以免污染环境。

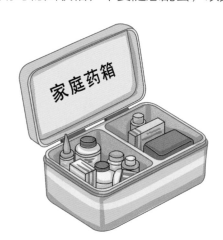

（范敏华　蒋志志）

2. 为什么成年人也应积极接种**疫苗**

疫苗可以预防多种疾病。我国自从实施儿童计划免疫以来，许多传染病的发病率显著下降。但是，一些传染病却有明显的年龄"高移"现象，疫苗可预防的传染病在少数成年人中仍保持一定的发生率。因此，对疫苗可预防的疾病，成年人也应提高重视程度，进行相应的免疫接种。

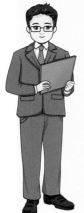

有数据显示，疫苗可预防 50% 的成年人死于肺炎链球菌感染类疾病和预防 80% 的老年人死于流感相关的并发症。

世界卫生组织（WHO）关于成人疫苗接种给出了详尽的接种程序，按照不同适用条件分为四大类别。第一类是针对成人的常规免疫，WHO 推荐应进行预防接种的疫苗可预防疾病包括乙肝、白喉、破伤风、风疹，并推荐在青少年中接种 HPV 疫苗。第二类是针对特殊地区的成人推荐进行预防接种的疾病（特殊地区指存在该类疾病流行风险的地区）。第三类是针对部分高危人群推荐进行预防接种的疾病，包括伤寒、霍乱、流脑、甲肝、狂犬病等。第四类是针对一些具有特殊免疫策略需求的国家。许多国家也针对特殊人群

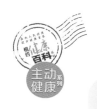

提出了疫苗推荐意见，特殊人群包括老年人、孕产妇和育龄期妇女、旅行者、慢性疾病患者、特殊疾病患者以及医务人员等。居民可根据家庭医生的建议接种流感、白喉、百日咳、破伤风、水痘、HPV、带状疱疹、麻疹、风疹、流行性腮腺炎、肺炎、流脑、甲肝、乙肝和 b 型流感嗜血杆菌等疫苗。

健康加油站

　　健康状况稳定、药物控制良好的慢性病患者可以接种疫苗。如高血压、糖尿病、慢性胃炎、甲状腺疾病等慢性疾病患者，如果通过治疗，血糖、血压、血脂等指标控制稳定，可以接种疫苗。如果相关指标控制不稳定，或处于急性发作期，建议暂缓接种。

（范敏华　蒋志志）

3. 为什么**康复训练**首先需要**专业人员评估**

　　康复训练的目的是恢复身体功能。专业的评估能了解身体状况和功能状况，所以制定个性化的康复计划很重要。专业评估能帮助患者更好地进行康复训练，从而提高生活质量。

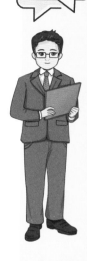

专业评估一般以康复医师为主导，其他专业人员共同合作进行，并贯穿于康复治疗的全过程，也是康复训练的重要内容，是判断患者当前功能状况与潜在能力的主要依据。评估内容通常包括躯体功能评定、语言与吞咽功能评定、精神心理功能评定、社会功能评定等。专业评估是康复治疗过程中不可或缺的重要环节，是确定康复治疗方向与目标的基础，决定了康复治疗的最终效果。

开展康复训练前，专业人员会根据患者的个体差异，如年龄、性别、病情、病程、心理状态和家庭经济状况等进行初期评定，制定个性化的康复治疗方案。在康复计划实施过程中，患者可能遇到各种问题，如疼痛、肌肉疲劳等症状，专业人员也会及时采取相应的措施。

根据治疗和训练进展的情况，必要时进行中期评估，及时调整和完善康复方案。专业的评估能提高康复训练的有效性和安全性，提升患者的认知功能，更好地改善患者的身体功能和日常生活活动能力，缩短康复周期，提高患者生活质量。

关键词

康复训练　专业评估

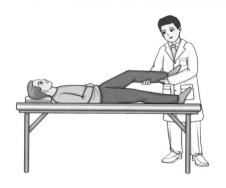

（范敏华）

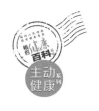

4. 为什么"**民间偏方**"
不可靠

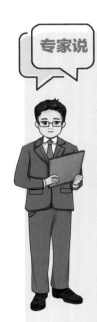

民间偏方　江湖游医

数千年来，在我国民间流传着非常丰富的组成简单、易于就地取材、用于治疗疑难杂症的"土办法"，可能对某些疾病具有一定疗效，但未经科学验证，因此，"民间偏方"不一定可靠。

专家说

中医看病讲究"望、闻、问、切"四诊合参来判断病机和症候。假如患者不通过辨证，也不请教中医师，自行尝试偏方、奇方、验方，那么有的人吃了有效，有的人吃了没效，还有的人吃了反而病情加重，用中医的行话讲叫"方不对证"。擅自使用民间偏方会使患者错失治疗时机，甚至导致疾病加重。

运用偏方要以辨证为前提，缺乏辩证，就容易陷入"千人一方"的应用误区。在偏方的临床应用中出现过很多因不明辩证而造成的混乱局面，如"非典"时期，板蓝根制剂被认为可以防治感冒，遭到疯抢；雾霾天气催生"防霾清肺方药"的广泛传播。

民间中医药队伍鱼龙混杂。一些江湖游医打着治病救人的旗号，利用患者病急乱投医的心理，夸大疗效，许诺"根治""痊愈"疑难重病，骗取钱财，使得大众对中医的信任度下降。

因此，大众在使用偏方前须正确认识和判断自身病情，了解方药功效特点，提升自身中医素养，必要时咨询相关中医专业人员或家庭医生。

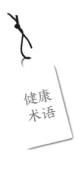
健康术语

四诊合参

四诊合参即"望、闻、问、切"四诊并用或四诊并重，是中医诊断学的基本观点之一。四诊合参实际上是中医整体观念在诊断学上的具体体现，对于全面了解病情、识别真伪、探求本源具有非常重要的意义。

（范敏华）

5. 为什么提倡"**小病**"也要**及时就医**

在疾病的早期及时就医，往往可以用最小的代价获得较好的治疗效果，医学上称为临床前期预防或者"三早"预防。在疾病的临床前期做好早发现、早诊断、早治疗的"三早"措施，能够降低疾病进展的可能，既有益于身体健康，又能减少因病情延误造成的经济损失。因此，提倡"小病"也要及时就医，以免错过最佳治疗时机。

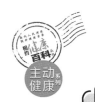

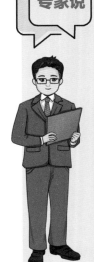

身体不适时，应及时就诊，避免延误治疗的最佳时机，这样既可以减少疾病危害，还可以节约看病的花费。有部分居民，出现不适症状觉得忍忍就能过去，但是一些疾病比如脑血管病、心肌梗死等，有最佳治疗时间窗，错过时间窗会导致预后不佳甚至有后遗症。还有部分居民，虽没有不适症状但存在检查结果异常，而自我感觉良好，就选择无视，不及时就医，无法及早得到诊断治疗而导致疾病加重恶化。

健康问题无小事，及时就医咨询，尽早诊断，尽早采取干预治疗措施，有效延缓疾病的发展，减少并发症的发生，保障生活自理能力或劳动力，能够减轻家庭医疗经济负担，提高生活质量。

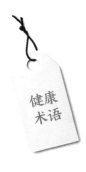

健康术语

临床前期预防

临床前期预防也称病因预防，是针对致病危险因素对机体产生危害之前就采取的预防性措施，也称根本性预防。为了保障人民健康，国家颁发了一系列法规或条例以预防对健康有害的因素，包括针对个体健康的措施和针对公众健康的社会性措施。

（范敏华）

6. 如何预防**老年人衰弱**

衰弱作为老年人的常见健康问题之一，可能导致一系列不良临床结局。老年人的衰弱是健康与失能之间一种动态可逆的状态。随着全球人口的快速老龄化，预防、早期识别衰弱及制定干预措施对提升老年人的健康水平具有重要意义。

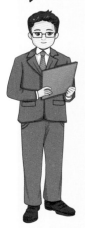

衰弱是老年综合征的核心，积极预防和治疗将对老年人、家庭和社会产生很大的益处，尤其是衰弱早期或前期的干预，可有效逆转和阻止衰弱。关注潜在的、未控制的、终末期疾病继发的衰弱，积极治疗基础疾病，如心力衰竭、糖尿病、慢性感染、恶性肿瘤、抑郁等；营养干预可以改善老年人的营养不良和体重减轻，减少并发症；补充蛋白质可以增加肌肉量，改善肌力；补充维生素 D 可以减少跌倒和髋关节骨折的发生；康复训练中的抗阻训练可增加肌肉量、增强肌力和提高步速，太极拳可提高柔韧性和移动平衡能力；适当的有氧运动可以改善机体器官系统的功能，尤其是骨骼肌、内分泌系统、免疫系统、心血管系统等。对于已经出现衰弱的老年人，制定并实施专业康复护理计划是预防不良事件非常有效的方法。

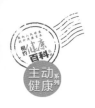

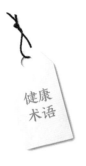

衰弱

衰弱是一种功能稳态失衡导致的病理生理状态，其特征包括消瘦、耐力减低、平衡和运动功能下降、动作减慢、相对活动度降低，还可伴随认知功能的下降。研究显示，衰弱平均患病率随年龄增长而递增，常见于高龄老年人，且女性高于男性，可能与体内激素水平变化关系密切，例如老年女性由于绝经雌激素水平降低。

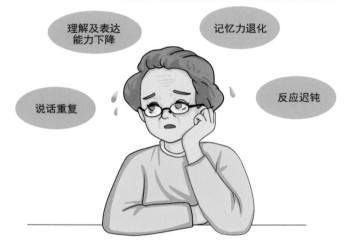

理解及表达能力下降

记忆力退化

说话重复

反应迟钝

（范敏华　赵姗姗）

7. 为什么**上门医疗服务**必须由**专业人员**提供

医务人员可通过科学的方法了解服务对象的情况，明确服务对象的健康需求，发现问题，合理制定和实施计划，减少危险因素，解决健康问题，达到促进健康的目的。

　　优化医疗服务资源，不断满足人民群众多层次、多样化、差异性的医疗服务需求，为失能、慢性病、高龄、残疾、疾病康复或者终末期等行动不便或确有困难的老年人提供家庭病床、上门巡诊等居家医疗服务。

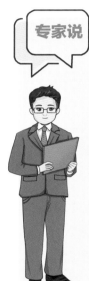

专家说

　　居家医疗服务内容包括诊疗、护理、康复等，同时在提供上门医疗服务的过程中开展健康教育，如定期向社区老年人发放健康手册，介绍合理的饮食及正确的锻炼方式等，逐渐改变居民固有的不科学健康观，提高老年人的自我健康管理能力，有效降低慢性病患病率。

　　如何申请上门医疗服务？有上门医疗服务需求的居民，可以向辖区社区卫生服务中心（站）、乡镇卫生院、村卫生室等医疗机构，通过现场、电话、网络等途径提出申请。医疗机构专业人员根据居民的疾病情况、健康需求、服务环境等情况开展评估，如评估结果符合上门医疗服务范畴，则派出具备相应资质和技能的医护人员提供相关服务。医护人员到达服务现场后，先与患者或其家属沟通，提前告知服务过程中可能存在的隐患与风险及所做的必要操作。服务完毕后及时、准确填写相关服务记录。

关键词

居家医疗服务　家庭病床

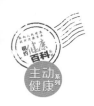

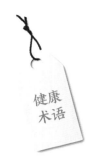

家庭病床

家庭病床是指对符合住院条件、需要连续治疗，但因本人生活不能自理或者行动不便，到医疗机构住院有困难，需医护人员上门提供医疗服务的患者，由基层医疗卫生机构在其居住且符合家庭病床服务环境要求的场所内设立病床，医护人员定期查床、治疗、护理并进行健康指导。

（范敏华　赵姗姗）

关键词 ⓦ

基层首诊　精准转诊　双向转诊

8. 什么是**分级诊疗**

患者出现健康问题时，首先应在就近的基层医疗卫生机构进行初诊，基层医疗卫生机构根据病情需要可以把患者转到上级医院。在上级医院就诊，明确诊断或手术之后病情平稳进入康复期的患者，可以下转到基层进行后续的治疗和康复。

专家说

我国基层医疗卫生机构以处理常见病和多发病为主，综合性医院以处理疑难及重症疾病为主。居民若出现一般健康问题，建议选择基层医疗卫生机构，选择熟悉的家庭医生就诊，由家庭医生根据相关病情或检查结果给出科学的治疗方案。一些疾病超出基层医疗卫生机构接诊范围或需要上级医院进一步明确诊治时，家庭医生可以结合当地医疗资源特点，给出精准

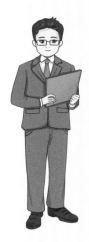

转诊建议，居民根据建议转诊至综合医院就诊，避免因自己判断不准而增加看病难度。

目前大部分基层医疗卫生机构都与辖区综合医院建立了医共体或医联体关系，也逐步建立了双向转诊模式或流程。家庭医生也掌握了综合医院的专科特色，可以提供医院与医院、专科与专科间的精准转诊服务，甚至与专科医生建立沟通机制、共同诊疗管理，就医效率相比居民自行就诊更有优势。

通过精准转诊就医，居民不再盲目跑多个科室看病，同时按转诊时间段就诊，减少候诊时间。前期的基层首诊已经有了初步判断，专科医生可以更高效地进一步诊治，减少前往综合医院的次数，待明确诊治方案再回到基层医疗卫生机构接受后续的疾病全程管理。

分级诊疗转诊流程

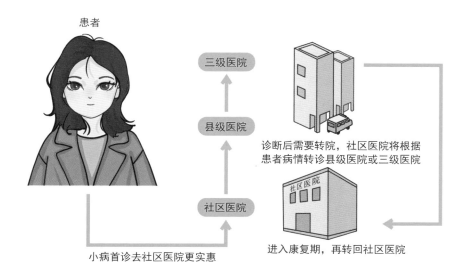

（范敏华）

9. 为什么**血压平稳**后仍**不能停药**

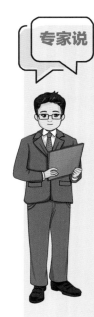

高血压是一种以血压升高为主要临床表现的综合征。高血压治疗强调规范性，一般以生活方式干预和药物治疗为主，血压控制平稳后，也不能擅自停药。

专家说

高血压属于慢性病，需要长期规律用药，主要目的是降低动脉血压至正常或尽可能接近正常，以控制并减少心、脑、肾和周围血管等靶器官损害。有研究表明，收缩压每降低 10mmHg，或舒张压每降低 5mmHg，死亡风险降低 10%~15%，脑卒中风险降低 35%，冠心病风险降低 20%，心力衰竭风险降低 40%。

现实中有一部分患者陷入了误区，当发现自己的血压降至正常范围，不再有高血压引起的头晕、头痛、眼胀、颈部不适等表现时，就擅自减少或停用降压药物。这种做法是非常危险的，因为停药之后，血药浓度会逐渐下降，当血药浓度不足时，会发生血压的反弹现象，出现比之前更高的血压，剧烈的血压波动可诱发高血压危象，严重的会损害心、脑、肾等重要脏器，甚至危及生命。

在基层医疗卫生机构，家庭医生免费对高血压患者实施健康管理服务。高血压患者应定时监测血压，每年进行 1 次较全面的健康检查，有不适症状时，应及时咨询家庭医生。对可疑继发性高血压患者，应及时转诊。通过针对性的生活方式指导及合理使用疗效好、副作用小的降压药物治疗，最大限度地降低血压水平，控制病情发展，减少并发症，提高生活质量。万万不可随便停药，也不可自行减量。

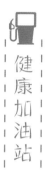

健康加油站

高血压的治疗首要是血压控制，早降压早获益，长期降压长期获益。除了药物降压治疗外，还应改变不健康的生活方式，即去除不利于身体和心理健康的行为和习惯。这样不仅可以预防或延迟高血压的发生，还可以降低血压，提高降压药物的疗效，从而降低心血管疾病风险。

（范敏华）

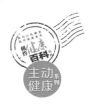

10. 为什么"**人老了记性不好**"也要及时去医院**检查**

医学上将记忆力下降（或记忆力障碍）分为健忘症与遗忘症。健忘症属于良性过程，又称良性健忘症或年龄相关性记忆障碍，是老年人正常的生理性大脑衰退过程。遗忘症则属于病理性状态，原因复杂，可能是患某些疾病的征兆，需要及时就诊进行全面检查和干预治疗。

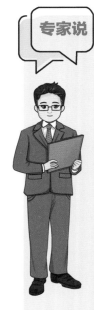

专家说

老年人记忆力下降的病因复杂多样，如果是随着年龄的增长伴随身体各器官老化导致的，这是正常的自然现象；但是很多疾病都会对记忆力产生影响，比如阿尔茨海默病、帕金森病、脑血管病、颅内肿瘤、慢性酒精中毒、营养障碍性疾病、长期患高血压和糖尿病、久治不愈的癫痫及精神疾病等，需要专科医生进行专业判断，采取有针对性的治疗、干预措施。有些疾病通过治疗和干预，记忆力可明显好转，有些疾病通过治疗和干预可以延缓记忆力下降的速度。

减缓、推迟与避免健忘症、遗忘症的发生，在积极治疗和干预疾病的基础上，加强自我养生保健十分重要。要保持健康的生活方式，适量运动，多与他人交流，保持心情愉快，经常接受新信息；保证合理平衡的营养，戒烟戒酒；避免发生脑外伤、一氧化碳中毒；重视高血压、糖尿病、脑血管意外等疾病的防治。

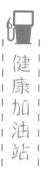

健康加油站

遗忘症是对识记过的材料不能再认与回忆，或者错误地再认与回忆。遗忘分为暂时性遗忘和永久性遗忘，前者指在适宜条件下还可能恢复记忆的遗忘，后者指不经重新学习就不可能恢复记忆的遗忘。

（范敏华）

11. 误服农药，
第一时间该怎么办

农药作为一种快速有效的农业生产药品，被广泛应用于农业种植领域，通常具有较强的毒性，对人体的危害较大。在日常生产活动中，农药误服的情况时有发生。意外摄入农药后，可能会引发严重的中毒症状，并对生命造成威胁。

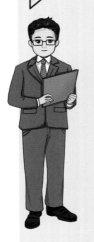

误服农药后，第一时间采取科学有效的急救措施至关重要。首先要保持冷静，不要恐慌，这样可以更好地帮助对方并作出正确的决策。其次，要掌握科学的处理方法：立即阻止进一步摄入农药，尽快清除口腔中残留的农药，因为某些农药成分会对口腔、咽喉和胃黏膜产生刺激，且可能被吸收到血液中导致更严重的中毒症状。如果中毒者意识清醒，并未失去咽反射能力，可以鼓励其漱口，吐出口腔中残留的农药；如果患者无法自行吐出，则需要让其平躺，将其头偏向一侧，打开嘴，对口腔进行清理；随即拨打急救电话寻求医疗援助。在紧急处置及等待救护车的过程中，应将误服农药的包装物、残留物、说明书等保存好，随身携带，以便医生在诊断和处理过程中能够准确地了解所摄入的具体农药成分。误服农药之初，应当迅速饮用大量清水，然后用手指刺激咽喉位置进行合理催吐。在急救人员到达之前，继续观察中毒者的症状变化，并提供心理上的支持，鼓励中毒者保持意识清醒，并尽量让其保持舒适的姿势。

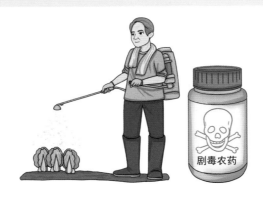

（范敏华）

二

社区
公共卫生

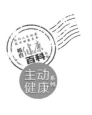

12. 社区为什么要开展各种形式的**健康教育活动**

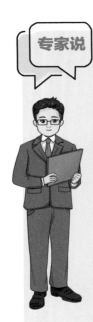

健康教育 健康讲座 健康咨询

社区开展各种形式的健康教育活动可以使社区居民了解健康知识和技能，树立健康意识，自觉采纳有益于健康的行为生活方式，减少或消除影响健康的危险因素，达到预防疾病、促进健康、提高生命质量的目的。

专家说

所有居民都可以在乡镇卫生院、村卫生室、社区卫生服务中心（站）（以下简称社区医疗机构）的候诊区、诊室、咨询台以及社区、街道、乡村、家庭等享受健康教育服务。社区健康教育的主要形式包括：提供健康教育资料、设置健康教育宣传栏、播放各种影音视频资料、开展公众健康咨询活动、举办健康讲座、个体化健康教育等。

每年社区医疗机构会在各种卫生宣传日或针对辖区重点健康问题，开展健康咨询活动。乡镇卫生院和社区卫生服务中心每月都会举办至少1次健康知识讲座。健康咨询和健康讲座的活动信息通常会在机构宣传栏、微信公众号以及街道、居委会宣传平台进行宣传。

此外，居民还可以通过在社区医疗机构门诊就诊或医务人员上门访视时，接受有针对性的个体化健康知识和健康技能的教育。

近年来，越来越多的机构开始尝试通过微信公众号发表健康科普文章、科普直播、拍摄视频等方式开展健康教育。多种形式的健康教育不仅增加了趣味性，还不受场地和时间限制，使更多人参与进来。

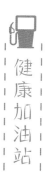
健康加油站

全国科普日

全国科普日由中国科学技术协会（简称中国科协）发起，全国各级科协组织和系统为纪念《中华人民共和国科学技术普及法》的颁布和实施而举办的各类科普活动，定在每年九月的第三个双休日。2002年6月29日，我国第一部关于科普的法律——《中华人民共和国科学技术普及法》正式颁布实施。2003年6月29日，在《中华人民共和国科学技术普及法》颁布一周年之际，为在全国掀起宣传贯彻落实《中华人民共和国科学技术普及法》的热潮，中国科协在全国范围内开展了一系列科普活动。自此，中国科协每年都组织全国学会和地方科协在全国开展科普日活动。

（王海棠　杜兆辉）

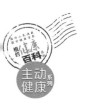

13. 为什么**生孩子**后，**家庭医生**会上门**探望**与**访视**

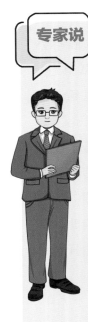

产后访视是对孕产妇孕期健康管理、住院分娩之后的延续性服务。产褥期妇女和新生儿属于脆弱或高风险人群，产后访视可及时了解母婴健康状况，对预防、早期诊断和治疗产妇和新生儿的常见病，降低产妇产褥期疾病发病率，保障新生儿的健康成长有积极作用。

专家说

产后访视属于国家基本公共卫生服务项目孕产妇健康管理服务中的重要组成部分，主要由辖区乡镇卫生院、社区卫生服务中心（站）、村卫生室等机构提供。社区医疗卫生机构在收到产妇分娩信息后会进行信息核实，于产妇出院后7天内上门提供产后访视服务，包括产褥期健康管理和新生儿访视。

访视常规为2次，包括首次访视［高风险产妇为出院后3天内（代访：代访机构收到代访单1天内），其余为出院后3~7天（代访：代访机构收到代访单3个工作日内）］和第二次访视（距第一次访视5~7天）。如有特殊情况须提前访视或增加访视次数。

访视内容包括问诊（产妇孕期、分娩及产后情况，新生儿出生及喂养情况等）、新生儿测量、健康检查（产妇及新生儿）、健康指导（喂养、护理、疾病与伤害预防等）等。访视人员通过严密观察与随访，及时发现并处理异常问题，如有需要，立即转诊至上级医疗保健机构。

每年社区医疗卫生机构会通过宣传、讲座、微信公众号发布科普视频和文章等形式开展健康科普，提高公众的母婴健康素养和能力。

（杜兆辉）

14. 为什么**流感**等传染性疾病就诊时需要填写**信息登记表**

关键词

法定 传染病 信息报告

流感是《中华人民共和国传染病防治法》规定的传染病（简称"法定传染病"）。按照法律规定，医生在接诊患者的过程中发现法定传染病，均须进行传染病信息报告，这对疫情防控有一定的帮助。

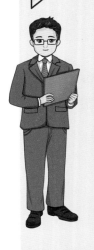

专家说

传染病能够通过相互传染对人民的健康甚至生命造成严重威胁，为了预防、控制和消除传染病的发生与流行，保障人体健康和公共卫生，我国制定了《中华人民共和国传染病防治法》。该法律规定，各级疾病预防控制机构在传染病预防控制中履行收集、分析和报告传染病监测信息的职责；各级各类医疗机构的医生均是法定传染病责任报告人，在接诊患者的过程中发现法定传染病时，应准确收集患者的信息，包括姓名、性别、年龄、现住地址、联系电话、发病时间等，进行传染病信息上报。疾病预防控制专业机构对医疗机构上报的信息进行监测分析，预测传染病的发生及流行趋势，并提出相应的预防控制对策，预防传染病的暴发流行。我国的法定传染病目前分为甲类、乙类和丙类，共 41 种，常见的流感属于丙类传染病。国务院卫生行政部门根据传染病暴发、流行情况和危害程度，可以决定增加、减少或者调整法定传染病病种并予以公布。除了法定传染病之外，政府决定监测的地方性传染病或新发输入性传染病等也应按照相关要求进行传染病信息报告。

健康加油站

《中华人民共和国传染病防治法》规定的传染病分为甲类、乙类和丙类。

（1）甲类传染病（2 种）：鼠疫、霍乱。

（2）乙类传染病（28 种）：传染性非典型肺炎、艾滋病、病毒性肝炎、脊髓灰质炎、人感染高致病性禽流感、麻疹、流行性出血热、狂犬病、流行性乙型脑炎、登革热、炭疽、细菌性和阿米巴性痢疾、肺结核、伤寒和副伤寒、流行性脑脊髓膜炎、百日咳、白喉、新生儿破伤风、猩红热、布鲁氏菌病、淋病、梅毒、钩端螺旋体病、血吸虫病、疟疾、人感染 H7N9 禽流感、新型冠状病毒感染、猴痘。

（3）丙类传染病（11 种）：流行性感冒、流行性腮腺炎、风疹、急性出血性结膜炎、麻风病、流行性和地方性斑疹伤寒、黑热病、包虫病、丝虫病，除霍乱、细菌性和阿米巴性痢疾、伤寒和副伤寒以外的感染性腹泻病、手足口病。

（杜兆辉）

15. 为什么居民要**配合**医疗卫生机构开展**突发公共事件**调查处置

突发公共事件是指突然发生，造成或者可能造成重大人员伤亡、财产损失、生态环境破坏和严重社会危害，危及公共安全的紧急事件。突发公共事件的发生与社会的稳定、经济的发展和公众的健康有极为密切的联系。

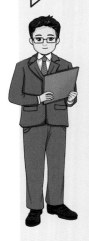

根据突发公共事件的发生过程、性质和机制，主要分为以下四类。

（1）自然灾害：主要包括水旱、气象、地震、地质、海洋、生物灾害和森林草原火灾等。

（2）事故灾难：主要包括企业的各类安全事故、交通运输事故、公共设施和设备事故、环境污染和生态破坏事件等。

（3）公共卫生事件：主要包括传染病疫情、群体性不明原因疾病、食品安全和职业危害、动物疫情，以及其他严重影响公众健康和生命安全的事件。

（4）社会安全事件：主要包括恐怖袭击事件、经济安全事件和涉外突发事件等。

在突发公共事件应急处理工作中，居民应积极接受、配合相关部门调查处置，确保应急处理工作及时、迅速、高效、有序完成，保障广大人民群众的人身、财产安全，维护社会稳定。若有关单位和个人未依照规定履行报告职责，隐瞒、缓报、谎报，阻碍工作人员执行公务，或不配合调查、采样、技术分析和检验，对有关责任人员依法给予行政处分或纪律处分。触犯《中华人民共和国治安管理处罚条例》的，由公安机关依法予以处罚；构成犯罪的，依法追究刑事责任。

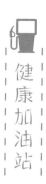

按照各类突发公共事件的性质、严重程度、可控性和影响范围等因素，《国家突发公共事件总体应急预案》将突发公共事件分为四级，即Ⅰ级（特别重大）、Ⅱ级（重大）、Ⅲ级（较大）和Ⅳ级（一般），依次用红色、橙色、黄色和蓝色表示。对突发公共事件进行分级，目的是落实应急管理的责任和提高应急处置的效能。

（杜兆辉）

16. 为什么需要城乡居民协助开展卫生监督协管工作

卫生监督是政府实施行政管理的具体行政行为。各级政府卫生行政部门为维护公民的健康权益，依据卫生法律法规和标准，对特定的人和机构，如医疗机构、食品行业、毒害作业、公共场所、供水单位以及学校等部门单位的相关卫生工作，做出许可、强制、检查、处罚、指导等行为，以保证居民与社会的卫生安全，居民的积极配合能够进一步保障我们身边相关的卫生安全。

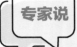

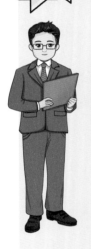

在我国，政府部门和专业机构始终高度重视卫生监督工作，努力保障人民群众的生活环境和食品卫生安全。然而，仅依靠专业机构的力量难以覆盖所有领域和角落。城乡居民参与卫生监督协管工作，可以充分发挥前哨作用，及时发现和报告各种卫生安全问题、可疑传染病、职业病、食品安全问题、环境卫生问题、公共场所等违反卫生法规的行为，为专业机构提供第一手线索和信息，同时可以提高自身的卫生意识和素质，培养良好的生活习惯。居民之间相互监督、相互提醒，有利于形成政府、企业、社会共同参与的局面。政府发挥主导作用，制定卫生监督政策和管理措施；专业机构负责具体实施和监督；城乡居民积极参与形成合力，提高卫生法律法规与卫生知识知晓率，提高人民群众的食品安全意识和疾病防控意识，最大限度地减少突发公共卫生事件的发生，共同维护我国公共卫生安全。

（杜兆辉）

17. **65 岁及以上**老年人 **免费健康体检**都包括什么

老年人健康管理服务是国家基本公共卫生服务的重要内容之一，为老年人每年免费提供一次健康体检，帮助老年人尽早发现健康危险因素，早期发现疾病并进行针对性治疗。凡是中华人民共和国公民且年龄在 65 岁及以上的老年人，无论户籍和非户籍，均可在居住半年以上所在地的社区卫生服务中心（站）、乡镇卫生院、村卫生室免费享受这一服务。

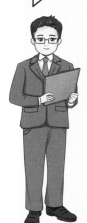

专家说

65 岁及以上老年人每年一次的免费健康体检包括以下内容。

（1）生活方式和健康状况评估：了解基本健康状况，体育锻炼、饮食、吸烟、饮酒等生活方式，慢性病常见症状，既往所患疾病、治疗及目前用药和生活自理能力等。

（2）体格检查：包括体温、脉搏、呼吸、血压、身高、体重、腰围、皮肤、浅表淋巴结、肺部、心脏、腹部等常规体格检查，并对口腔、视力、听力和运动功能等进行粗测判断。

（3）辅助检查：包括血常规、尿常规、肝功能、

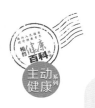

肾功能、空腹血糖、血脂四项、心电图、腹部B超（肝胆胰脾）检查（非必须免费项目，以各地公布为准）。

（4）健康指导：告知健康体检结果，对发现已确诊的原发性高血压和2型糖尿病等患者同时开展相应的慢性病患者健康管理；对其他疾病患者（非高血压或糖尿病）应及时治疗或转诊；进行健康生活方式以及疫苗接种、骨质疏松预防、防跌倒措施、意外伤害预防和自救、认知和情感等健康指导。

（5）告知或预约下一次健康管理服务时间。

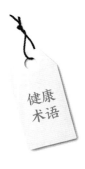

健康管理服务

以现代健康概念和中医"治未病"思想为指导，运用医学、管理学等相关学科的理论、技术和方法，对个体或群体的健康状况及影响健康的危险因素进行全面连续的监测、评估和干预，实现促进人人健康目标的新型医学服务过程。健康管理服务的目标是完善健康和福利、减少健康危险因素、预防疾病高危人群患病、开展疾病早期诊断、增加临床效用效率、避免可预防疾病相关并发症的发病、消除或减少无效或不必要的医疗服务、对疾病结局提供持续的评估和改进。

（杜兆辉）

18. 为什么要接种
免疫规划疫苗

免疫规划疫苗是指居民应当按照政府规定接种的疫苗，包括国家免疫规划确定的疫苗，省（自治区、直辖市）人民政府在执行国家免疫规划时增加的疫苗，以及县级以上人民政府或其卫生健康主管部门组织的应急接种或群体性预防接种所使用的疫苗。

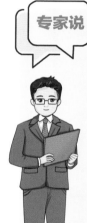

专家说

当一个小生命诞生到这个世界时，就开始面对各种各样的细菌、病毒等病原体，时刻都有感染疾病的风险，就像一个手无寸铁的战士，奔跑在枪林弹雨的战场上，不知何时就会中弹倒下。成年后，生活及工作压力增加，上有老下有小的家庭支柱更是"伤不起"。到了老年时期，身体各器官的功能逐渐衰退，高血压、糖尿病等疾病纷纷找上门来，人体更容易被病原体感染，后果往往也更严重。接种疫苗就是人为地将经减毒或灭活等工艺处理的少量细菌或病毒及其代谢产物接种给人，使机体产生特异性抗体或细胞免疫反应，从而产生针对该种病原体的抵抗能力。自实施免疫规划以来，我国已经消灭了天花、脊髓灰质炎，麻疹、百日咳、白喉、破伤风等疾病的发病率和死亡率降到了历史最低点。

免疫规划疫苗　群体性预防

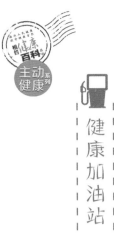

补种通用原则

未按照推荐年龄完成国家免疫规划规定剂次接种的小于 18 周岁人群，在补种时掌握以下通用原则。

（1）应尽早补种，尽快完成全程接种。

（2）只须补种未完成的剂次，无须重新开始全程接种。

（3）当遇到无法使用同一厂家同种疫苗完成接种程序时，可使用不同厂家的同种疫苗完成后续接种。

（4）具体补种建议详见"每种疫苗的使用说明"中的补种原则。

（杜兆辉）

19. 为什么要开展**慢性病**的**防控**与**管理**

慢性非传染性疾病（简称慢性病）是具有病程长、病因复杂、健康损害和社会危害严重，迁延性、无自愈性和很少治愈性等特点的一大类疾病。慢性病防控与管理服务可有效提高居民对慢性病的认知水平，改善不良行为生活方式，达到降低患病率、延缓疾病进展、降低致残率、提高患者健康水平和生命质量的目的。

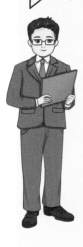

以糖尿病、心脑血管疾病、肿瘤及慢性呼吸系统疾病为主要代表的慢性病是一类长期不能自愈，也不能被治愈，有明确预防措施的疾病，其发生与发展是一个连续动态的变化过程，危险因素众多。大量研究表明，慢性病的防控与管理可有效改善人们的生活方式，减少或控制危险因素，从而预防慢性病的发生，控制慢性病的发展。

社区卫生服务中心（站）、乡镇卫生院、村卫生室等基层医疗卫生机构因以患者为中心、综合性和连续性强的特征，是慢性病防控与管理的最佳场所。

居民可从基层医疗卫生机构获得全面、连续、多样的慢性病防控与管理服务，包括健康教育、风险筛查与评估、健康档案建立、健康管理、分级诊疗等，贯穿疾病早期预防、中期治疗、后期康复、晚期照护的全周期。

健康加油站

慢性病大多为个人的不良生活方式与行为所致，提高对慢性病的正确认识、全程主动参与慢性病的防控与管理、养成健康生活方式，对提高慢性病防控与管理效果有积极的促进作用。

（杜兆辉）

关键词

慢性病　防控管理

20. 为什么要为**残疾人**提供**康复服务**

关键词

残疾人 康复服务 生活质量

康复服务可以帮助残疾人提高生活质量，减轻身体和心理上的困扰。通过系统性的训练，残疾人可以获得更多的生活自主性和独立性。同时，残疾人有权利充分发展自己的才能和潜力，学习生活技能，找到自己在社会中的定位，从而为社会作出贡献。享受康复服务是残疾人的权利，国家和社会有责任采取措施，帮助残疾人康复。

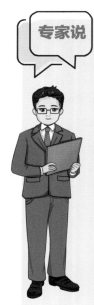

专家说

残疾人康复服务是指在政府指导下，通过相关部门的密切合作和社会力量的主动参与，充分利用现有的康复资源，针对残疾人的基本康复需求而提供的经济、有效、及时、方便的综合性服务。残疾人康复服务旨在帮助广大残疾人改善参与社会生活的自身条件，实现全面康复的目标。

残疾人康复服务主要包括以下服务。

（1）康复医疗服务：提供低偿或无偿的诊断、功能评定、康复、治疗、护理和转诊服务等。

（2）训练指导服务：提供训练计划、计划校正、效果评价等。

（3）心理疏导服务：通过对残疾人心理的分析，

采用劝说、鼓励等方式，帮助残疾人建立康复信心，正确面对疾病。

（4）知识普及服务：为残疾人及其家属提供康复讲座、康复咨询等。

（5）辅助用具服务：为残疾人提供辅助用品租赁等服务。

（6）咨询转介服务：根据不同的康复需求，联系相关机构进行转诊，并做好登记和反馈。

康复是生命的重建。康复服务可以提高残疾人的生活质量、提升残疾人的综合素质、体现残疾人的自身价值，从而帮助残疾人回归社会。

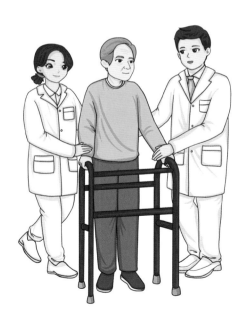

（杜兆辉）

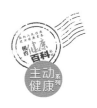

21. 什么是"窝沟封闭"

关键词

窝沟封闭 窝沟龋 口腔卫生

窝沟封闭是指不损伤牙体组织，用高分子材料把牙齿上的窝沟填平，使牙面变得光滑平整、容易进行清洁，能够有效阻止致龋菌及酸性代谢产物对牙体的侵蚀，以预防龋齿的方法。

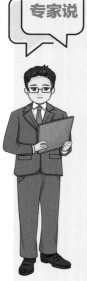

专家说

《第四次全国口腔健康流行病学调查报告》提示，12 岁儿童患龋率为 38.5%，且全国"年轻恒牙"患龋率整体呈逐年上升趋势。如果仔细观察，会发现磨牙的咬合面（咀嚼食物面）是凹凸不平的，凹陷的部位就是窝沟，食物和细菌容易嵌塞进去，在得不到有效清洁的情况下，窝沟处很容易发生龋病，医学上称这种龋为窝沟龋，好发于儿童。儿童的"六龄牙"，医学上称为第一恒磨牙，是儿童恒牙列中萌出的第一颗牙，也是窝沟龋发病率最高的一颗牙。第一恒磨牙龋病会导致患牙疼痛和缺失，降低儿童的咀嚼功能，影响儿童的生长发育，因此预防儿童第一恒磨牙龋病极为重要。

窝沟封闭是预防恒磨牙窝沟龋的最有效方法。窝沟封闭的最佳时机为牙齿完全萌出，且尚未发生龋病的时候。对于 6 岁左右的儿童，家长须关注儿童第一恒磨牙的萌出情况，在第一恒磨牙萌出后应及时带儿童到专业机构进行口腔检查，让专科医生判断是否适宜进行窝沟封闭，并养成定期检查口腔卫生的好习惯，让儿童拥有健康牙齿，助力快乐成长。

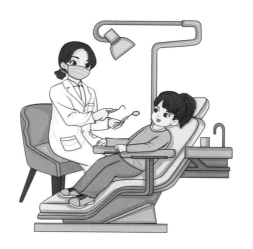

（杜兆辉）

22. 如何**科学预防传染病**

　　科学预防传染病的方法主要包括养成良好的卫生习惯，提高自我防病能力；加强体育锻炼，增强对传染病的抵抗力；按规定进行预防接种，提高免疫力；搞好环境卫生，消除"四害"；早发现、早报告、早诊断、早隔离、早治疗传染病病例，防止交叉感染，传染病病例接触过的用品及居室严格消毒等。

专家说

　　传染病的主要预防措施包括控制传染源、切断传播途径、保护易感人群（加强身体锻炼、接种疫苗）等。

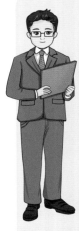

（1）控制传染源：日常生活中如果有人患传染病，应做好相对隔离。如呼吸道疾病感染者应该佩戴口罩，避免咳嗽、打喷嚏时将病原体直接释放至空气中，感染他人。如果是消化道传染病，应注意勤洗手，避免粪便污染周围环境。如果是血源性传染病，应该避免将血液与他人直接接触。

（2）切断传播途径：传染病主要通过呼吸、血液、密切接触、蚊虫叮咬等方式进行传播，日常生活中应根据不同传播途径进行防护。如果是呼吸道传染病，要注意避免去公共场所，出门佩戴口罩。如果是消化道传染病，应注意勤洗手，注意饮食卫生。如果是血源性传染病，应注意避免直接接触血液或体液，如不可避免一定要佩戴好手套。

（3）加强身体锻炼：平时可以适当到户外进行运动锻炼，比如慢跑、打太极拳等，有助于提高免疫力，帮助机体抵抗外来病原体的入侵。

（4）接种疫苗：很多传染病都有相应的疫苗，接种疫苗可以产生保护性抗体，减少传染病的传播。

（杜兆辉）

23. 常见的**人畜共患病**有哪些

人畜共患病是指由同一种病原体引起，在流行病学上相互关联，在人类和脊椎动物之间自然传播的疾病。动物先行感染，再通过多种途径传播给人类。常见的人畜共患病有狂犬病、禽流感、链球菌病、炭疽、布鲁氏菌病、结核病、登革热、黄热病、流行性乙型脑炎、钩端螺旋体病、血吸虫病等。

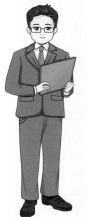

人畜共患病的主要传染源是患病动物，患病的畜禽及其皮毛、血液、粪便、骨骼以及污水等带有各种细菌、病毒、寄生虫、虫卵等，处理不当就会传染给人。

人畜共患病的主要传播途径是经呼吸道、消化道、皮肤接触和节肢动物传播。①唾液传播：患狂犬病的猫、狗咬人时狂犬病病毒随唾液传播；②粪口传播：结核病、布鲁氏菌病、沙门氏菌病等的病原体通过粪便污染人的食品、饮水和物品而传播，钩端螺旋体病经尿液传播；③飞沫传播：患病的畜禽流鼻涕、打喷嚏和咳嗽时飞沫带菌传播；④接触传播：动物皮毛和皮肤垢屑含各种病毒、细菌直接接触传播，以及疥螨、虱子作为传播媒介传播。

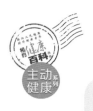

预防人畜共患病可以采取以下措施：①动物预防接种，定期检查，及时发现并隔离处理患病动物；②人畜分离，生活区远离动物饲养区；③选用经过检验的乳、肉、蛋品，提倡熟食；④宠物定期接种疫苗、驱虫，避免亲密接触及接触伤口；⑤加强人畜共患病的宣传，提高公众对人畜共患病的认识，增强防范意识。

（杜兆辉）

关键词

传染病　及时报告

24. 如果怀疑自己得了
传染病，该如何处理

如果怀疑自己得了传染病，应立即到附近的医疗卫生机构就诊，配合医务人员采取治疗、隔离措施，并对被污染的环境、排泄物、生活物品进行消毒，接受专业公共卫生机构的调查，在被治愈前不能从事容易使传染病扩散的工作。

每个人都有义务和责任及时报告传染病疫情，发现传染病病例或者疑似病例时，应通过电话等方式尽快向附近的疾病预防控制机构或医疗保健机构报告，不得隐瞒、谎报或者授意他人隐瞒、谎报疫情。

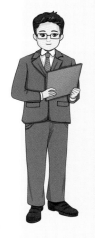

如何做好防护，保护家人不被传染？

（1）控制传染源：患者应立即就医，患者及密切接触者应在指定场所进行医学观察及采取预防措施，对污染环境进行彻底消毒。

（2）切断传播途径：对于呼吸道传染病，应通风换气，用紫外线消毒空气，做好个人防护（如戴口罩等）；对于消化道传染病，应对患者的餐具等煮沸消毒，粪便、尿液、呕吐物等用漂白粉或来苏水消毒；对于经皮肤传播的传染病，应勤洗手，避免接触患者及其衣被、洗具等物品。

（3）保护易感人群：对易感人群进行预防接种，加强饮食营养，提高抵抗力。

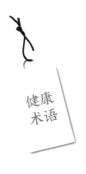

健康术语

传染源

传染源是指能够散播病原体的生物体，通常是已经感染了某种病原体的人或动物。传染源可以是：①显性感染者：已经出现症状的感染者；②隐性感染者：虽然感染了病原体，但没有出现症状者；③病原携带者：长期携带病原体但无症状者。

传播途径

传播途径指病原体从传染源传播到易感人群的途径。常见的传播途径包括：①飞沫传播：通过咳嗽、打喷嚏等产生的飞沫传播；②空气传播：某些病原体能在空气中长时间存活，可

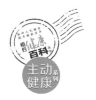

通过空气传播；③接触传播：直接接触传染源或间接接触被病原体污染的物品；④消化道传播：通过摄入被病原体污染的食物或水传播；⑤血液传播：通过血液或体液的接触传播，如输血、注射等；⑥性传播：通过性行为传播；⑦垂直传播：母亲在妊娠或分娩过程中将病原体传给胎儿或婴儿。

易感人群

易感人群指对某种传染病缺乏免疫力，容易感染的人群。易感人群通常包括：①儿童：免疫系统尚未发育完全；②老年人：免疫系统功能可能下降；③免疫系统受损者：如艾滋病患者、癌症患者、正在接受免疫抑制治疗者；④未接种疫苗或未全程接种疫苗者；⑤有特定基础疾病者，如慢性心脏病、肺病、肝病等。

通过控制传染源、切断传播途径、保护易感人群，可以降低传染病的发病率。

如果怀疑自己得了传染病，应如何处理

（杜兆辉）

三

签约
家庭医生

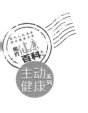

25. 什么是**家庭医生**

家庭医生是居民健康的"守门人"，是对居民负有连续的、全方位的健康管理职责，可同居民建立起长期稳定的服务关系的医生，能为签约家庭或个人提供约定方便、有效、连续、经济、综合的基本医疗和基本公共卫生服务。

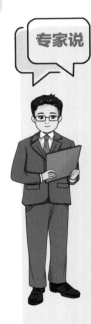

专家说

家庭医生的概念起源于国外，从 20 世纪 80 年代后期开始，全科医学的概念被引入中国。1989 年 11 月，北京召开了第一届国际全科医学学术会议，标志着我国全科医学工作开始起步。2013 年 11 月，《中共中央关于全面深化改革若干重大问题的决定》提出要建立社区医生和居民契约服务关系。在此基础上，从 2010 年开始，北京、上海等地试点开展家庭医生签约服务。直到 2016 年，国家卫生计生委等印发《关于推进家庭医生签约服务的指导意见》（国医改办发〔2016〕1 号），明确提出"全面推进家庭医生签约服务"，标志着我国家庭医生签约服务全面启动。至今"家庭医生"的概念已经逐步落地生根。

我国的家庭医生指在家庭医生签约服务中的医生角色，主要是全科医生，也包括参与签约服务工作的其他专科医生，如内科、儿科、公共卫生科医生等，有的团队也纳入了执业药师等专业技术人员。乡村医生也是家庭医生队伍的重要组成部分。我国目前推进的家庭医生签约服务，并不是为群众安排"上门看病"的"私人医生"，而是为了方便群众看病就医，转变医疗卫生服务模式，让群众拥有健康"守门人"，不断提高群众的健康水平。

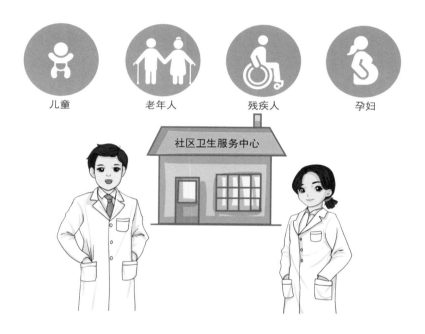

儿童　　　老年人　　　残疾人　　　孕妇

（谢晓丹）

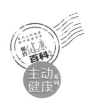

26. 为什么提倡**每个人**
都要签约**家庭医生**

签约家庭医生，就是给自己找一个身边的"医生朋友"，充当健康顾问的角色，能够帮助和指导居民更好地利用周边的健康资源，建立一个长期、稳定的契约式医患关系，实现健康促进的共同目标。

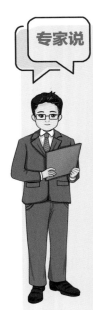

专家说

2017年习近平主席的新年贺词提到："很多群众有了自己的家庭医生。"实行家庭医生签约服务，是我国深化卫生体制改革的总体部署和要求，也是新形势下更好地维护人民群众健康的重要途径，家庭医生签约服务已上升为国家战略。

我国医药卫生事业面临人口老龄化、城镇化和慢性病高发等诸多挑战，以医院和疾病为中心的医疗卫生服务模式难以满足群众对长期、连续健康照护的需求。家庭医生以人为中心，面向家庭和社区，以维护和促进整体健康为方向，为群众提供长期签约式服务，提高个人和家庭的医疗保健水平，减少就医时间和费用，促进健康管理，有利于转变医疗卫生服务模式，推动医疗卫生工作重心下移、资源下沉，让群众拥有健康"守门人"，增强群众对医疗卫生改革的获得感，为实现基层首诊、分级诊疗奠定基础。

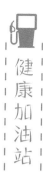

签约服务对象的范围：主要为家庭医生团队所在基层医疗卫生机构服务区域内的常住人口，也可跨区域签约，建立有序竞争机制。

签约居民的责任与义务：签约居民可自愿选择家庭医生团队，并对协议签订时提供的证件、资料的合法性和真实性负责。签约居民须履行签约服务协议中约定的各项义务，并按照约定支付相应的签约服务费。

（谢晓丹）

27. 签约了**家庭医生**就是等医生**上门服务**吗

在我国，家庭医生不等同于国外的"私人医生"，也不可简单理解为"上门医生"。家庭医生≠私人医生，并不能做到随叫随到。家庭并不是家庭医生主要的服务场所，上门服务只是家庭医生众多服务形式中的一种。家庭医生可以提供上门服务，但要分情况，上门服务不是必需的，是否提供上门服务需要评估。针对一些行动不便、高龄的居民，比如临终患者、高龄老人、慢性病长期卧床患者，经评估后家庭医生团队一般会提供上门服务。

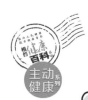

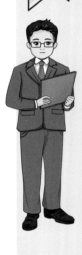

居民常把家庭医生理解为"上门服务的私人医生",更有甚者希望家庭医生 24 小时随时服务。实际上,无论是中国还是西方国家,家庭医生提供的都是具有公共属性的医疗卫生服务。政府推行家庭医生签约服务的目的,是通过签约服务实现广覆盖的基本医疗和基本公共卫生服务供给。

家庭医生本质上是一种职业,从事这种职业的人也有家庭,也需要休息。在既往的报道中,家庭医生随时上门服务、24 小时随叫随到的道德模范式宣传,无形之中误导了居民对家庭医生的印象。因此,必须客观宣传引导,家庭医生的服务场所主要在基层医疗卫生机构,主要提供基本医疗和基本公共卫生服务。

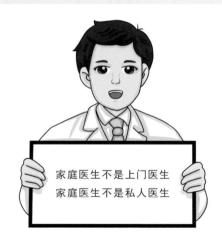

（谢晓丹）

28. 签约了**家庭医生**，能享受**哪些服务**

签约家庭医生后，居民可以享受基本医疗、公共卫生、健康管理、健康教育与咨询、优先预约、优先转诊、出诊、药品配送与用药指导、慢性病长期处方、中医药"治未病"、各地因地制宜开展的其他服务等服务，并由家庭医生提供综合性、连续性、协调性、个性化的医疗卫生和健康管理服务。

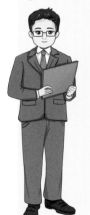

签约服务还会在就医、转诊、用药、医保等方面对签约居民实行差异化的政策，增强签约服务的吸引力和居民对签约服务的有效利用。

（1）就医方面：家庭医生团队将主动完善服务模式，按照协议为签约居民提供全程服务、上门服务、错时服务、预约服务等多种形式的服务。

（2）转诊方面：家庭医生团队拥有一定比例的上级医院专家号、预约挂号、预留床位等资源，方便签约居民优先就诊和住院。

（3）用药方面：对于签约的慢性病患者，家庭医生可以酌情增加单次配药量，减少患者往返开药的频次。对于下转患者，可根据病情和上级医疗机构医嘱按规定开具药物。

基本医疗　公共卫生　健康管理

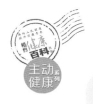

（4）医保方面：部分地区会对签约居民实行差异化的医保支付政策，签约居民在基层就诊会得到更高比例的医保报销，从而增强居民利用签约服务的意愿。

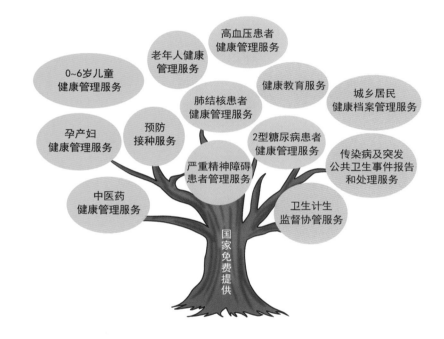

签约了家庭医生，能享受哪些服务

（谢晓丹　胡恺萍）

29. 居民可以去哪里
签约家庭医生

各地的基层医疗卫生机构如社区卫生服务中心（站）、乡镇卫生院、村卫生室均可开展家庭医生签约服务。需要注意的是，不同地区和不同医疗机构的具体签约流程和要求可能会有所不同，建议居民在签约前先咨询相关机构或平台的工作人员，了解具体的签约流程和要求。

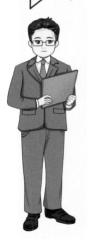

居民可携带有效证件（身份证、居住证、医保卡等）到居住地所属社区卫生服务中心（站）、乡镇卫生院、村卫生室建立居民健康档案后与家庭医生自愿签约，签约周期一般为 1 年，如居民未提出解约要求，协议期满后一般自动续约，未成年人可在监护人的知情同意下开展签约服务。居民或家庭可以自愿选择 1 个家庭医生 / 家庭医生团队签订服务协议。服务协议将明确签约服务的内容、方式、期限和双方的责任、权利、义务及其他有关事项。鼓励居民就近签约，也可跨区域签约，建立有序竞争机制。

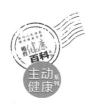

关键词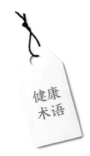

免费服务 基本包服务 个性化服务

基层医疗卫生机构

基层医疗卫生机构是指乡镇卫生院、社区卫生服务中心（站）、村卫生室、医务室、门诊部和诊所等。基层医疗卫生机构主要提供预防、保健、健康教育、疾病管理等基本医疗卫生服务。基本医疗卫生服务是指维护人体健康所必需、与经济社会发展水平相适应、公民可公平获得的，采用适宜药物、适宜技术、适宜设备提供的疾病预防、诊断、治疗、护理和康复等服务。

（谢晓丹）

30. 签约家庭医生要**收费**吗

家庭医生签约服务包括免费服务和收费服务（包括基本包服务和个性化服务）两类。

（1）免费服务：为签约对象提供国家基本公共卫生服务。

（2）收费服务：①基本包服务：为城乡职工基本医疗保险参保人、城乡居民社会医疗保险参保人等签约对象提供的国家基本公共卫生服务以及签约协议约定的医疗健康服务。家庭医生签约服务包及收费标准以各地市医疗机构提供的文件为准。②个性化服务：为签约对象提供的差异化、针对性的医疗健康服务。由各社区卫生服务中心根据提供的服务项目自主定价（收费标准不超过所选服务项目现行医疗服务价格的累计金额）。

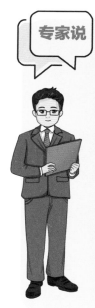

专家说

自2016年家庭医生签约服务全面开展以来，全国各地不断完善保障机制，落实签约服务经费，对提高家庭医生签约服务水平发挥了积极作用。2022年《关于推进家庭医生签约服务高质量发展的指导意见》进一步明确，签约服务费是家庭医生（团队）与居民建立契约服务关系、履行相应健康服务责任，打包提供医疗服务、健康服务以及其他必要便民服务的费用。当前，国家及地方层面均已出台相关政策明确签约服务费的筹资机制，主要由医保基金、基本公共卫生服务经费和签约居民付费等分担。

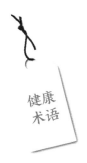

健康术语

签约服务费

签约服务费是家庭医生团队与居民建立契约服务关系、在签约周期内履行相应的健康服务责任的费用，体现了医务人员作为健康"守门人"和费用"守门人"的劳务价值。

（谢晓丹）

四

关注
心理健康

31. 为什么我总是
开心不起来

有时候情绪低落是正常现象，并不能简单地归类为抑郁症。有时我们的不开心，可能是生活、工作或情感方面有一些困扰，也可能是身体上的原因。如果觉得抑郁情绪显著影响到了工作、学习、生活和人际关系，那就需要及时寻求专业人士的帮助。

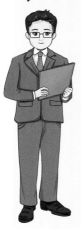

专家说

医学上的抑郁症，其实是一大类以抑郁为主要表现的疾病，包括抑郁发作、复发性抑郁障碍、恶劣心境障碍、混合性焦虑与抑郁障碍、经前期烦躁障碍等多种疾病。

如果是病理性的抑郁，那么不开心的情绪持续时间会比较长，通常占据一天中的大部分时间，而且不会受到其他好事的影响而转变。简而言之，就是情绪没有了"弹性"，陷在消极情绪里出不来。

另外，有的人还可能会感到疲惫和无力、睡眠异常（凌晨醒后难以续睡，或者整日昏睡无法做事）、缺乏食欲或暴饮暴食。还有的人"性"趣缺乏，或者在性生活中体会不到美好的感受。

如果您觉得抑郁问题持续时间超过 2 周，并且显

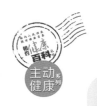

著影响到您的生活、工作和学习，建议寻求专业心理医生进行评估。心理医生会根据您的情况给出相应的诊断和治疗建议。

抑郁症是可防可治的常见疾病，只要科学对待、及时处理，绝大部分患者可以顺利康复。

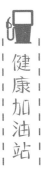

如果是轻度的抑郁症，心理治疗结合压力调整等可以有效改善抑郁。中度及以上的抑郁症，则需要加上抗抑郁药物治疗，并坚持服药直到医嘱停药，切忌在治疗刚有成效时就停药，这样容易复发。规范化治疗可以大大降低疾病的复发率。

（欧碧阳）

32. 为什么说**心理健康**和**身体健康**互相影响

心身是相互关联的，心理健康会影响身体健康，反之亦然。例如，长期的心理压力或抑郁可能导致身体紧张和不适，罹患严重慢性躯体疾病的患者往往会伴随明显的心理压力。因此，保持心理和身体健康的平衡非常重要。公众应该关注自己的身心健康，采取适当的措施维护和促进两者的健康状态。

专家说

心身疾病是一组病因与心理和社会因素密切相关，但以躯体症状表现为主的疾病。

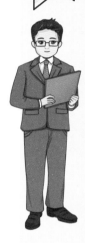

狭义的心身疾病是指心理社会因素在发病、发展过程中起重要作用的躯体器质性疾病，例如原发性高血压、溃疡病等。广义的心身疾病则包括心理社会因素引起的躯体器质性疾病和躯体功能性障碍，例如神经性呕吐、偏头痛等。

心身疾病可以发生在全身各个系统。常见的消化系统心身疾病有胃/十二指肠溃疡、神经性呕吐、溃疡性结肠炎等；常见的生殖系统心身疾病有月经紊乱、经前期紧张症、功能性子宫出血等；常见的神经系统心身疾病有痉挛性疾病、紧张性头痛、睡眠障碍等。

对于心身疾病的防治，需综合考虑心理和生理两方面因素。治疗方式可以包括药物治疗、心理治疗和生活方式调整等。在预防方面，提高对心理因素的重视程度、积极调整心态、保持健康的生活方式等都有助于降低心身疾病的发病率。

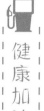

健康加油站

心身疾病的躯体症状，提醒我们需要关注自己的心理健康和深层需要。如反复消化道溃疡、腹痛、呕吐等，提示可能正处于高度压力中，心理上充满焦虑。这些不适往往是在提醒我们当下的选择和安排是不合适的。需要适度减少或调整导致个人感受到高度压力的事情，甚至可能需要重新安排人生规划。究竟是需

关键词

心理健康 心身疾病

要名和利，还是需要身体健康？搞清楚这些问题后，躯体症状往往会得到迅速的改善。如果自己无法处理，也可以寻求心理咨询师的帮助。

（欧碧阳）

33. 精神病与神经病
是一回事吗

平时公众经常用"神经病""精神病"这些称呼指某人出现精神、行为方面的异常。但在医学上，精神病和神经病是两个截然不同的概念。

神经病特指周围神经病，是一类周围神经系统的器质性疾病，可以通俗地理解为"控制肌肉的神经出了问题"，通常与感染或自身免疫功能异常有关，常见表现是疼痛、麻木，或无力、瘫痪。常见的周围神经病有三叉神经痛、特发性面神经麻痹、面肌痉挛、多发性颅神经损伤、炎症性脱髓鞘性多发性神经病等。

精神病则是一种精神科疾病，主要与心理、遗传、环境、社会因素等有关，表现为感知觉、情感、

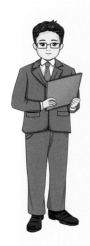

思维、行为等方面的异常，通俗来说就是"控制感觉、情绪、思维和行为的能力出了问题"。广义上的精神病包括所有精神心理疾病，如精神分裂症、抑郁症、焦虑症、双相情感障碍、精神发育迟滞等；狭义上的精神病通常仅包括出现明显幻觉、妄想等精神病性症状的精神障碍，主要有精神分裂症、分裂情感障碍、躁狂发作（伴精神病性症状）、抑郁发作（伴精神病性症状）等。

虽然这两类疾病在称呼上看起来很相近，但却是完全不同的两大类，在治疗上也完全不同。

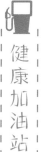

健康加油站

精神病在我国社会中往往会被赋予贬义的色彩，患者也容易受到歧视。其实疾病的代表症状不是个人主观意愿能控制的，需要得到理解、支持、帮助和治疗。应当呼吁公众去了解和接纳精神障碍，只有了解才能消除恐惧、减少排斥。社会的接纳可以帮助精神障碍患者更快地康复，也可以促进社会的和谐稳定发展。

（欧碧阳　胡恺萍）

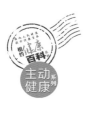

34. 为什么**心理**问题需要**吃药**

很多人因为心理问题去寻求医生的帮助，希望得到医生的开导，但是往往会被告知需要服用药物进行治疗。事实上，如果医生判断需要使用药物，那么心理问题往往比较严重，涉及神经内分泌的改变，仅靠言语开导不能解决问题。

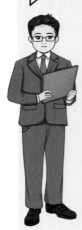

专家说

药物并不是只能用于治疗所谓的生理问题，同样也可以用于治疗心理问题。

对于一些精神心理疾病，如重度抑郁症、双相情感障碍、精神分裂症等，药物治疗是非常重要的。科学研究显示，这些疾病主要是由于大脑中的神经递质不平衡所引起的，而通过药物来调节这些神经递质，往往可以有效改善疾病的症状。

大多数时候，心理医生会建议患者同时进行心理治疗和药物治疗，甚至还可能建议患者进行生活方式或社会因素的调整。

除了药物治疗和心理治疗，还可以采取一些自我调节的方法来缓解心理问题。例如，保持健康的生活方式，包括规律作息、均衡饮食、适量运动等，都有助于缓解压力和改善情绪。此外，学习一些放松技巧，如深呼吸、瑜伽、冥想等，也可以帮助缓解紧张和焦虑。

此外，与家人、朋友和医生保持良好的沟通，分享自己的感受和经历，可以获得更多的支持和理解。同时，参加一些社交活动或加入支持性团体，可以获得更多经验和帮助。

（欧碧阳）

35. **严重精神障碍**病例为什么需要**报告社区医院**

严重精神障碍通常指精神分裂症、偏执性精神障碍、分裂情感障碍、双相情感障碍、精神发育迟滞伴发精神障碍以及癫痫所致的精神障碍，以及符合《中华人民共和国精神卫生法》第三十条第二款第二项情形并经诊断、病情评估为严重精神障碍的其他精神疾病。

专家说

国家卫生健康委印发的《严重精神障碍管理治疗工作规范（2018 年版）》规定："对门诊治疗的严重精神障碍确诊患者，精神卫生医疗机构应当及时填写严重精神障碍患者报告卡。"国家将严重精神障碍患者

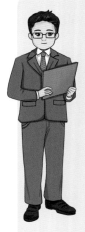

健康管理纳入基本公共卫生服务范畴，要求诊断医生填写发病报告卡，并由常住地社区卫生服务中心（站）的精防条线医生为患者提供基本公共卫生服务。《中华人民共和国精神卫生法》第四条规定："有关单位和个人应当对精神障碍患者的姓名、肖像、住址、工作单位、病历资料以及其他可能推断出其身份的信息予以保密；但是，依法履行职责需要公开的除外。"

因此，对于严重精神障碍患者，接诊医生需要填写发病报告卡，由专职精防条线医生进行核对、接收和建立档案，并为患者提供规范的健康管理服务（包括病情评估、康复指导、转诊协助、免费体检、政府政策宣传等），以帮助患者控制病情，提高生活质量。在提供服务的同时，相关部门及工作人员应注意保护患者的隐私，除了工作必需的信息录入和信息交换，不能对其他非相关工作人员透露患者的个人隐私。

严重精神障碍的康复需要持续的医学支持、自身和家庭的努力、社会的支持和包容等，任何一项缺乏都会影响疗效。因此，社区医生的工作尤为重要，既可以为患者提供持续的医学支持，又可以提供心理支持和家庭健康教育，还可以及时宣传政府的各种优惠政策，为患者争取更多权益。

（欧碧阳　胡恺萍）

36. **精神障碍**患者可以正常**结婚生子**吗

在精神障碍的发病期，患者的情绪、思维和行为都不稳定，因此不适宜结婚生子。但处于疾病稳定期或已经康复的患者，大部分可以正常结婚生子。

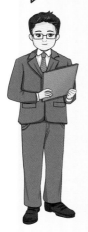

《中华人民共和国民法典》规定了一方患有重大疾病时在结婚登记前应如实告知另一方的义务。如果不如实告知，另一方可以向人民法院请求撤销婚姻。这意味着在双方都知情和同意的情况下，精神障碍患者是可以结婚的。

精神障碍患者能否生孩子，则需要根据病情的严重程度进行判断和分析。

如果患者的病情轻微，一般可以生孩子。但是在怀孕期间，患者应定期产检。

如果患者的病情比较严重，出现了明显的感知觉、思维、情感、意志行为等方面的障碍，这种情况可能会影响正常的生育，暂时不适宜怀孕生子。经过规范治疗，病情得到良好控制，患者可以在医生的指导下，选择对胎儿影响尽量小的药物，或者经评

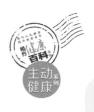

估可以暂停使用药物，采用其他有效的非药物治疗，可以怀孕生子。

然而，精神障碍的病因复杂，某些精神障碍的遗传度比较高，如双相情感障碍患者的成年亲属，患病风险平均为普通人群的 10 倍；精神分裂症患者的亲属，患病风险也显著增加。因此，如果精神障碍患者想要孩子，可以咨询相关专家，了解具体疾病的遗传度，并做好相关心理准备和现实准备。

（欧碧阳　胡恺萍）

37. 得了 "精神病" 可以不吃药吗

"精神病"通常指精神障碍，可以通过多种方式进行治疗。不同的精神障碍有不同的治疗方法，但都包括药物治疗和非药物治疗。如果是轻度的精神障碍，如轻度抑郁症、轻度焦虑症，可以首选心理治疗等非药物疗法；但如果病情较重，明显影响到工作、学习、生活以及人际关系，那么就需要配合药物治疗，否则疗效和康复速度都会受到影响。

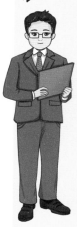

精神障碍的常用治疗方法包括以下几方面。

（1）心理治疗：常用的心理治疗方法包括认知疗法、行为治疗、精神分析治疗、音乐治疗、舞动治疗等。心理治疗针对患者的心理情结、创伤、负性的认知习惯、不良的行为模式等展开，能帮助患者改变思维方式，学会放松的方法，学会理解和接纳自己，从而改变病理性的情绪和行为。

（2）药物治疗：常用的精神科药物通过改变患者的神经递质水平，如 5- 羟色胺、多巴胺、去甲肾上腺素、γ- 氨基丁酸等的浓度和分布，改善患者的负面情绪、幻觉妄想和病理性行为。

（3）物理治疗：常用的物理治疗包括经颅磁刺激、生物反馈，严重病例有时会选用无痛电休克治疗。物理治疗可以改善患者的脑功能，从而缓解精神障碍。

精神障碍患者还可以通过建立健康的生活方式、学习放松技巧、建立支持系统、培养兴趣爱好、保持积极心态、避免不良嗜好等多种方法和技巧协助自己恢复身心健康。

（欧碧阳　胡恺萍）

五

**普及
健康教育**

38. 为什么普及**健康教育**与提升居民**幸福感**息息相关

健康教育通过普及和平等获得的方式，可以帮助居民减少生理疾患风险波动和减轻"因病致郁"的心理负担，从而提高居民健康生活质量，提升幸福感。研究证实，身体健康和主观的幸福感紧密相连，如果感到幸福，能减少脑卒中、心血管疾病和过敏性反应等疾病的发生，使人的寿命增加 7.5 岁。

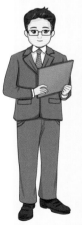

幸福感是一种长久的、内在的、坚定的心理状态，并非短暂的情绪体验。影响幸福感的三大要素包括物质要素、社交要素和心理要素，且三方面相互影响。经济发展越快，非物质因素对幸福感的影响就越大。人们需要从情感、健康、心态等方面找寻真正属于自己的幸福。

健康教育包含两层含义。一是健康促进，居民可通过掌握通识性适宜技术改善生活方式，丰富健康生活内容，获得更稳定的健康状态，减轻异常体征带来的心理困惑和压力，同时还可以提高作为家庭健康决策者的健康规划能力，有效缓解心理负担和焦虑。二是病患教育，通过针对性的科普宣教，帮助患病居民做好稳定期和康复期的自我健康管理，改善预后效果，

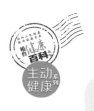

减轻因病情控制不稳定增加的就医负担和健康损耗。

健康是生命之基,是人生幸福的源泉。通过实施健康教育,帮助居民实现从健康知识到健康行为的转变,保持良好的健康状况。

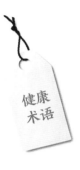

关键词

健康习惯 健康素养 第一责任人

健康促进

健康促进是指运用行政的或组织的手段,广泛协调社会各相关部门以及社区、家庭和个人,使其履行各自对健康的责任,共同维护和促进健康的一种社会行为和社会战略。

(曾庆秋 何 宇)

39. 为什么**健康教育**要**从娃娃抓起**

健康教育是儿童教育的重要组成部分,对儿童健康习惯养成、身体心理素质提升以及社会责任感的建立具有深远影响。家长不仅肩负着健康家庭环境的营造、充足的营养供给,更需要通过言传身教帮助孩子掌握健康知识、健康理念、健康生活方式等。

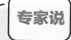

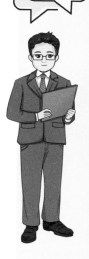

专家说

儿童时期是培养健康习惯的关键时期。通过健康教育，帮助孩子养成良好的个人卫生习惯，健康饮食、适量运动。这些儿时形成的健康习惯将会伴随孩子一生。家长作为孩子的第一任教育者，在孩子的健康素养提升方面扮演着至关重要的角色。

家长既可以通过营造健康的家庭环境，让孩子在潜移默化中接受健康知识和健康行为的熏陶，养成良好的卫生习惯，又可以通过在家庭实践中应用所学的健康饮食知识，让孩子掌握获得充足营养的正确方式；还要鼓励孩子适当参加运动，通过吃动平衡增强免疫力和提高综合身体素质；同时关注孩子的心理健康状况，在倾听和鼓励中引导孩子学会处理情绪、应对压力、建立人际关系等，从而提升孩子的心理素质，增强自我意识和自信心。

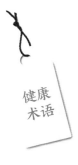

健康术语

健康素养

健康素养是指个人获取和理解健康信息，并运用这些信息维护和促进自身健康的能力。公民健康素养包括基本知识和理念、健康生活方式与行为、基本技能三方面内容。

（曾庆秋　何　宇）

40. 什么样的**健康科普**内容更靠谱

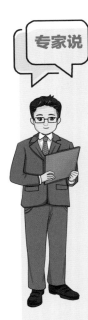

关键词

科学性　实用性　时效性

评估健康科普内容是否靠谱需要综合考虑多个方面，可以通过信息来源路径、内容讲授者身份、是否听得懂学得会等方面进行评估，从而更好地理解并判断健康科普内容的价值，做出适合个人和家庭的选择。

专家说

通过信息来源、内容准确性和科学依据进行健康科普的科学性评价。确定信息是否来自可靠的机构或专家，比如知名的医疗机构、学术研究机构或科学期刊等；检查文章或信息中提供的数据、事实和引用是否经得起推敲，是否有误导性的信息或错误的数据，好的健康科普内容应基于科学依据；查看文章或信息中是否提到了相关的科学研究、实验或临床试验。

通过实用性考量、清晰的受众定位和通俗化的表达进行健康科普的实用性评价。评估文章或信息是否提供了具体实用的建议和方法，是否适用于普通人的日常生活；不同的受众有不同的需求和背景，因此要确保所提供的健康信息符合目标受众的知识水平、文化背景和健康需求；好的健康科普内容应该使用简单、明确的语言，避免使用过于专业或晦涩难懂的术语。

通过内容更新、信息的平衡性进行健康科普的时效性评价。评估文章或信息是否及时更新，是否涵盖了最新的医学研究成果和健康指南；好的科普内容会提供全面、平衡的信息，而不只强调某个观点或治疗方法。

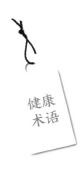

健康科普

健康科普是指通过科学的方式向公众传播健康知识，提高公众对自身身体状况的认识和理解，并提高公众的健康素养和自我保健能力，以促进个人成为自我健康管理的第一责任人。

（曾庆秋 何 宇）

41. 如何选择**健康信息**的**获取途径**

在获取和处理健康信息时要保持批判性思维，不轻信传闻和谣言，辨别其中的逻辑和事实依据，养成正确的信息辨识方法，避免受到误导。建立信息来源的准确性和全面性等级，可按照"话题浏览 - 兴趣了解 - 行动规划 - 问题解决"的等级对发布方的资质和信誉、证据的可信度进行排序，警惕过于极端的观点和做法。

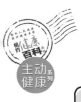

专家说

一些社交媒体平台上的信息更新频率快，个人账号发布的信息可能较为丰富，但也可能存在片面或不完整的情况，很多是未经证实的传闻，科学性和准确性值得商榷。因此如果需要了解一般性的健康知识，可以选择网络搜索引擎进行"话题浏览"和"兴趣了解"，务必警惕一些过于极端的观点和做法。

俗话说"久病成良医"，身边的"过来人"会根据个人的患病诊疗经验提出参考建议，虽然诊疗方案是个性化的，但"过来人"的经历和感受也能帮助我们更清楚地认识疾病"早发现、早诊断、早治疗"的重要性，对于"行动规划"的启动有一定的积极作用。

如果需要了解具体的专科权威医疗建议或治疗方案，建议优先选择门诊医生，如家庭医生或专业医疗机构的医生。在"行动规划"和"问题解决"上可以遵从"小病进社区，大病进医院，康复回社区"的医疗卫生建议。

健康加油站

知 - 信 - 行理论

人类行为的改变分为获取知识、产生信念和形成行为三个连续的过程。其中，"知"是对相关知识的认识和理解，"信"是正确的信念和积极的态度，"行"是行动。这三个要素之间，知识是行为改变的基础，信念和态度是行为改变的动力。只有当人们获得了有关知识，并对知识进行积极思考，具有强烈的责任感，才能逐步形成信念；只有知识上升为信念，才有可能采取积极的态度去改变行为。该理论已被应用于健康教育与健康促进工作中。

（曾庆秋　何　宇）

42. 如何将健康促进行动融入生活习惯

健康生活习惯的养成，需要主观认同改变的意义，为此制定明确的健康目标，选择可度量和可及的激励反馈指标，将健康的环境融入自己的生活中。坚持定期健康检查，进行每一个目标达成的激励，保持积极心态，坚持健康学习，通过向他人分享健康收益提升成就获得感和结交健康伙伴，实现更多坚持措施的驱动，最终真正实现健康的生活方式。

要让健康促进行动融入自己的生活习惯，可以参考以下措施。

（1）制定具体的健康目标：设定明确、可度量的健康目标，如每天早晨步行 30 分钟，每天吃 5 种蔬菜和水果等。

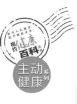

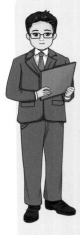

（2）建立良好的生活习惯：注意饮食健康，适量运动，保证充足的睡眠，避免过度压力等。

（3）创造利于健康的环境：在家庭和工作场所中保持整洁有序，保证充足的自然光线和适当的通风，选择健康食物和饮料等。

（4）坚持持续的健康行为：健康行为的改变需要时间和坚持，及时调整自己的行为和计划，将健康促进行动融入生活中。

（5）寻求多样的支持和鼓励：在追求健康目标的过程中，寻求家人、朋友或专业人士的支持和鼓励，寻找志同道合的健康伙伴，共同促进健康目标的实现。

（6）培养自我监督反思的习惯：记录监测指标和定期健康检查反馈，及时关注身体和心理的变化，反思自己的行为，以更好地保持健康。

（曾庆秋　何　宇）

六

医疗
牵手养老

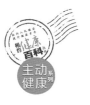

43. 国家有哪些关于
医养结合的政策

医养结合是将医疗卫生服务和养老服务资源有机整合的新型养老模式，旨在解决医疗与养老资源分离的问题。医养结合将医疗、养老、护理、康复、预防、慢性病管理等服务进行有效衔接和深度融合并发挥最大效应，为老龄群体提供专业化、持续性的健康照护服务。

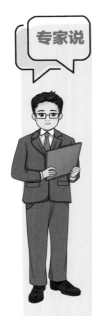

专家说

2015年11月，国家卫生计生委等九部委发布《关于推进医疗卫生与养老服务相结合的指导意见》，这是第一个直接针对"医养结合"作出全面部署的国家文件，强调了医养结合的重要性，明确了医养结合的发展目标及五项重点任务。

2016年10月，中共中央、国务院印发《"健康中国2030"规划纲要》，指出推动医养结合，为老年人提供治疗期住院、康复期护理、稳定期生活照料、安宁疗护一体化的健康和养老服务，促进慢性病全程防治管理同居家、社区、机构养老紧密结合。

2019年4月，国务院办公厅发布《关于推进养老服务发展的意见》，提出实施"互联网＋养老"行动。

2020年12月，国务院办公厅出台《关于促进养老托育服务健康发展的意见》，指出深化医养有机结合，提升社区医养结合养老能力。

2021 年 11 月，中共中央、国务院出台《中共中央国务院关于加强新时代老龄工作的意见》，强调要更深层次地将养老资源与医疗资源整合，提供更优化的养老与医疗服务。

2022 年 7 月，国家卫生健康委等十一部门联合印发《关于进一步推进医养结合发展的指导意见》，指出推进医养结合是优化老年健康和养老服务供给的重要举措，是积极应对人口老龄化、增强老年人获得感和满意度的重要途径，并提出 6 个方面的具体指导意见。

2023 年 11 月，国家卫生健康委办公厅、国家中医药局综合司、国家疾控局综合司联合印发《居家和社区医养结合服务指南（试行）》，进一步规范居家和社区医养结合服务内容，提高服务质量。

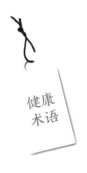

健康术语

医养结合

医养结合指医疗资源与养老资源相结合，实现社会资源利用的最大化。其中，"医"包括医疗康复保健服务，如医疗服务、健康咨询服务、健康检查服务、预防保健服务、疾病诊疗和护理服务、大病康复服务以及临终关怀服务等；"养"包括生活照护服务、精神心理关怀服务、文化活动服务等。

（曾庆秋）

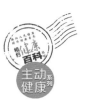

44. 老年人该如何选择

养老模式

健康状况的好坏直接关系到老年人对社会／他人的依赖程度和生活质量，进一步影响老年人对养老模式的偏好。

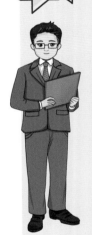

依据老年人生理功能、内在能力水平及自理能力的不同，可将老年人划分为以下 3 个阶段。

（1）能力完好阶段：此阶段老年人对于医疗和养老资源依赖较少，更希望通过相应的医疗或养老服务维持现有的身体状态。医疗需求主要为慢性病预防、健康管理等。养老需求则表现在科学生活方式及参与社会活动等方面。此阶段可选择居家养老，签约家庭医生。

（2）能力衰退阶段：此阶段老年人的身体状况逐渐趋于健康边缘，自理能力开始部分丧失，对医疗和养老服务开始有一定需求，希望通过医疗和养老服务延缓或逆转疾病发生、减缓身体功能衰退、支持其能力发挥，尽可能减少对他人的生活依赖，确保有尊严的晚年生活。医疗需求主要表现在慢性病诊疗、疾病干预及康复训练等方面。养老需求则表现在保健康复、自理能力维持、心理慰藉等方面。此阶段可选择居家医养结合养老或社区医养结合养老，签约家庭医生，必要时还可建立家庭病床。

（3）能力丧失阶段：此阶段老年人已丧失生活自理能力，

可能患有多器官多系统的疾病并存在随时死亡的风险，完全依赖持续性照顾和药物维持治疗。医疗需求主要表现为长期专业的医疗、慢性病管理及临终关怀等；养老方面则表现在长期护理照料、综合能力评估等方面。此阶段可选择机构医养结合养老。

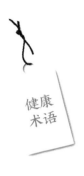

健康术语

临终关怀

临终关怀指对生存期为 3~6 个月的患者通过整体照护方法，提供专业的支持性卫生保健服务，以减轻疾病症状、延缓病症发展，尊重生命，提高生命质量，使临终患者能够无痛、舒适、有尊严地走完人生最后的旅程。

（曾庆秋）

45. 敬老院和老年护理（医）院有什么区别

随着我国社会老龄化的加剧，"空巢老人""独居老人""失能老人"不断增加，养老问题已成为全社会共同关注的话题。充分了解敬老院、老年护理（医）院的功能，以便日后选择适合的机构，已成为老年人迫切需要知晓的问题。

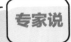

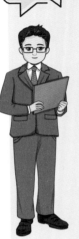

专家说

敬老院是农村集体福利事业单位，主要面向农村"五保户"老年人。"五保户"老年人指的是"无法定赡养人、无经济来源、无劳动能力、无依靠、无子女"的老年人。敬老院的主要目标是确保"五保户"老年人的生活质量和福利，提供住宿、饮食、医疗保健等基本服务，以及文化娱乐、社交等精神服务，即"保吃、保穿、保住、保医、保葬"的托底保障。

老年护理（医）院针对的人群为慢性病患者、长期卧床者、疾病终末期患者、生活不能自理的老年人。老年护理（医）院是医疗机构的一种，在养老和医疗之间搭起桥梁，是医养结合的重要实践。老年护理（医）院会配备 3 个必设的临床科室——内科（治疗、护理慢性病）、康复医学科（康复促进）、临终关怀科（临终关怀），并配备相应的医师、护理人员、药师、技师、营养师、康复治疗师等，配备专业的医疗设备、急救设备、康复设备等。老年人可根据自己的需求选择适合自己的养老模式。

（曾庆秋）

46. 医养结合和年轻人
有什么关系

目前，独生子女家庭较多，家庭养老模式大多呈现"2 对 4"模式，即一对夫妻赡养四个老年人。但受到社会节奏与经济压力的影

关键词

家庭养老 医养结合

响，年轻人在工作与照顾老年人之间无法兼顾，也缺乏必要的医疗经验，单靠家庭养老远远无法满足需求。因此，应整合社会资源，探索医养结合的养老新模式，让老年人安养，为年轻人减负，为全民健康提供更多健康选择。

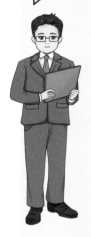

专家说

随着年龄的增长，老年人的失能风险增加。中国社会科学院的调查显示，完全失能老人的平均年龄为 79 岁。医养结合将现代医疗技术与养老护理模式相结合，讲究"三分医，七分养"，实现"有病治病，无病疗养"的养老模式，超越了只提供基础生活所需的传统养老服务。"医"能够延长生命的长度，而"养"则决定了老年人的生活质量，是"养老"这一生活过程的核心。

此外，养老行业亟需年轻人加入队伍，为"朝阳行业"添砖加瓦。目前从事养老护理的工作人员年龄偏大、工资待遇偏低、人员流失严重、专业化人才缺口明显、服务质量和水平亟待提升。养老行业须全面加强人才队伍建设，加快培养老年医学、康复、护理、营养、心理、社会工作等养老专业人才。

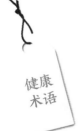

健康术语

失能老人

失能老人指由于身体功能衰退或者健康状况恶化等原因丧失生活自理能力的老年人。根据国际通行标准分析，吃饭、穿衣、上下床、上厕所、室内走动、洗澡 6 项指标，5 ~ 6 项无法独立完成的为完全失能，部分无法完成的为半失能。

（曾庆秋）

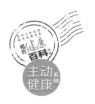

相约*健康*
百科丛书

人物关系介绍

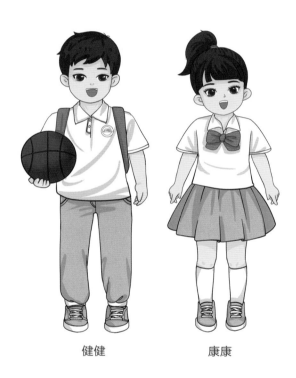

健健   康康

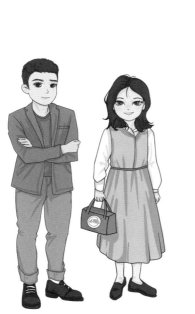

爸爸　　　妈妈

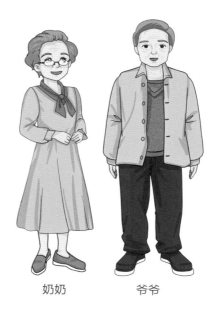

奶奶　　　爷爷

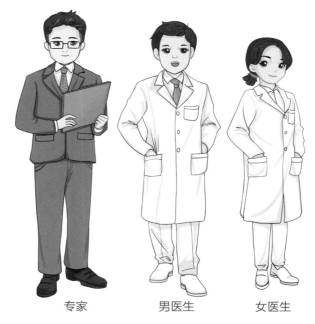

专家　　　男医生　　　女医生

图书在版编目（CIP）数据

社区的健康密码 / 陈博文主编 . -- 北京 ：人民卫生出版社，2024. 7. --（相约健康百科丛书）.
ISBN 978-7-117-36633-5

Ⅰ. R197. 1-49

中国国家版本馆 CIP 数据核字第 2024KX4923 号

人卫智网	www.ipmph.com	医学教育、学术、考试、健康，购书智慧智能综合服务平台
人卫官网	www.pmph.com	人卫官方资讯发布平台

相约健康百科丛书
社区的健康密码
Xiangyue Jiankang Baike Congshu
Shequ de JiankangMima

主　　编：陈博文
出版发行：人民卫生出版社（中继线 010-59780011）
地　　址：北京市朝阳区潘家园南里 19 号
邮　　编：100021
E - mail：pmph @ pmph.com
购书热线：010-59787592　010-59787584　010-65264830
印　　刷：天津市光明印务有限公司
经　　销：新华书店
开　　本：710×1000　1/16　印张：19
字　　数：246 千字
版　　次：2024 年 7 月第 1 版
印　　次：2024 年 8 月第 1 次印刷
标准书号：ISBN 978-7-117-36633-5
定　　价：69.00 元

打击盗版举报电话：**010-59787491**　E-mail：**WQ @ pmph.com**
质量问题联系电话：**010-59787234**　E-mail：**zhiliang @ pmph.com**
数字融合服务电话：**4001118166**　E-mail：**zengzhi @ pmph.com**

86检